Aus der Universitätsnervenklinik zu Leipzig
Vorstand: Professor Dr. Schröder

Die hypomanischen Kinder
Charakter, Temperament und soziale Auswirkungen.

Inaugural-Dissertation

zur

Erlangung der Doktorwürde

in der Medizin, Chirurgie und Geburtshilfe

einer Hohen Medizinischen Fakultät an der Universität Leipzig

vorgelegt von

Heinz Schultz
aus Bitterfeld.

1936

Als Inaugural-Dissertation
von der Medizinischen Fakultät der Universität Leipzig angenommen
6. Mai 1936
Referent: Herr Professor Dr. Schröder

ISBN 978-3-662-37262-3   ISBN 978-3-662-37990-5 (eBook)
DOI 10.1007/978-3-662-37990-5

(Zeitschrift für Kinderforschung, Bd. 45, Heft 3, 1936)

Meiner lieben Mutter!

(Aus der Psychiatrischen und Nervenklinik der Universität Leipzig.
Direktor: Prof. Schröder.)

Die hypomanischen Kinder.
Charakter, Temperament und soziale Auswirkungen.[1])

Von

Heinz Schultz.

Neben der Hypomanie als vorübergehender Phase des manisch-depressiven Irreseins pflegt die konstitutionelle Hypomanie als charakterliche Artung unterschieden zu werden. Beide gleichen sich in ihrer Erscheinungsweise. Ihre Abgrenzung voneinander ist letztlich nur durch die Anamnese und den Verlauf möglich. Der Längsschnitt durch den Lebenslauf ist entscheidend für die Diagnose. Ob und wie diese beiden Formen genetisch zusammenhängen, soll hier nicht erörtert werden. Vielmehr sollen betrachtet werden einmal die Erscheinungsformen der kindlichen Hypomanie an sich und zweitens die Abwandlungen ihrer Erscheinungen je mit dem sonstigen Charaktergefüge des Kindes.

Bei der konstitutionellen Hypomanie handelt es sich um einen Dauerzustand ohne Schwankungen gröberer Art. Wann und wodurch das Kind zum erstenmal auffällig wurde, wird sehr verschieden angegeben. Das mag zum Teil daran liegen, daß die Wesenszüge jeweilig nach der geistigen und körperlichen Entwicklung verschieden spät in Erscheinung treten, zum andern wird es seine Erklärung in der verschieden guten Beobachtungsgabe der Angehörigen oder auch in deren verschieden gutem Willen finden, genaue Auskunft zu erteilen. Wirklich brauchbare Angaben liefern vielfach erst die Schulgutachten.

Die meisten Kinder des hier mitgeteilten Materials — es handelt sich insgesamt um 63 Fälle — fielen in der Schule schon von Anfang an auf durch ihre motorische Unruhe, ihre Schwatzhaftigkeit, ihren Mangel an Ausdauer und Konzentration und die daraus resultierende Leistungsschwäche; sie kamen dann im Durchschnitt mit $8^{1}/_{2}$ Jahren wegen ihrer zunehmenden Schwererziehbarkeit oder ihres asozialen Verhaltens zur klinischen Behandlung.

Zur Einweisung gaben nach den Angaben der Erzieher folgende Gründe unmittelbar Veranlassung:

Motorische Unruhe . . . . 28 %
Eigentumsvergehen . . . . 26 %
Fortläufereien und Herumtreibereien . 17 %

---

[1] Dissertation der Med. Fakultät der Universität Leipzig.

Sexuelle Auffälligkeiten . . . . . . 11 %
Schulische Leistungsschwäche . . . 9 %
Reizbarkeit . . . . 5 %
Betrug . . . . 2 %
Geltungssucht . . . . 2 %

Von grundsätzlicher Wichtigkeit ist, daß „reine" Fälle von Hypomanie, d. h. solche bei sonst völlig durchschnittlichem Charaktergefüge, selten sind. Meist handelt es sich um Kombinationen mit anderen, ebenfalls der Intensität nach von der Norm abweichenden Eigenschaften, die aber erst durch die Vereinigung mit dem hypomanischen Temperament praktische Bedeutung als gröbere Abartigkeiten bekommen.

Zunächst ein Beispiel für das „rein" hypomanische Temperament:

Fall 1.

Kurt B., unehelich geboren am 8. Januar 1921. Klinikbeobachtung vom 3. bis 21. August 1931.

Der leibliche Vater, 39 Jahre alt, soll sich nach den Angaben der Akten und des Stiefvaters „viel mit Weibern herumgetrieben haben". Er ist jetzt verheiratet und hat 2 Kinder. Die Mutter, 30 Jahre alt, ist angeblich gut begabt. Sie hat 3 uneheliche Kinder. Mit dem 31jährigen Stiefvater K.s ist sie seit 1926 verheiratet. Aus dieser Ehe stammt ein Junge. Der Stiefvater war seit 1927 mehrfach in der hiesigen Klinik. Diagnose: gewalttätiger, schwachsinniger Psychopath mit Zeichen einer überstandenen cerebralen Kinderlähmung.

Nach den Akten ist die Wohnung völlig unzureichend. In einer engen Kammer schlafen 2 Erwachsene und 3 Kinder. Durch ein Ehepaar, das zur Untermiete dort wohnt, sind die Kinder sittlich gefährdet. Nach dem Akt ist der Stiefvater sehr leicht aufgeregt und reizbar. Es ist wiederholt mit seiner Frau, seinen Untermietern und anderen Hausbewohnern zu Streitigkeiten gekommen, die teilweise von der Polizei geschlichtet werden mußten. Das Jugendamt wurde, meist in anonymen Anzeigen, auf die Gefährdung der Kinder in dem unzulänglichen Milieu (seit August 1930 wohnt noch ein Brautpaar in der Wohnung) und insbesondere durch den rohen, gewalttätigen Stiefvater hingewiesen. Die Wohnung soll nicht einwandfrei sauber sein.

Der Vater ist zurzeit arbeitslos und sucht seinen Unterhalt durch Seifenhandel.

K. soll eine Zangengeburt gewesen sein. Der Stiefvater konnte über die frühe Kindheit keine Angaben machen. K. hat angeblich nur Masern durchgemacht. Bis zur Verheiratung der Mutter wurde er bei Mutters Mutter erzogen. Jetzt befindet er sich mit einer außerehelichen Schwester und dem ehelichen Bruder bei der verheirateten Mutter. K. schläft bei den Eltern im Zimmer im eigenen Bett. Er soll sehr unruhig sein, „steht nachts aus dem Bett auf und macht sich in der Wohnung zu schaffen". Seit seinem 6. Lebensjahr besucht er die Volksschule. Seit Ostern 1931 ist er in der Sonderklasse. Seine Leistungen sollen bis vor kurzem gut gewesen sein. Jetzt paßt er nicht mehr auf und erledigt seine Schulaufgaben seit 3—4 Wochen nur sehr unordentlich. In einem Schulgutachten wird er wie folgt beurteilt:

„Die Schulurteile im ersten Schuljahr lauten ebenso wie in den anderen übereinstimmend: K. ist völlig energielos, sitzt nie ruhig und ist immer unaufmerksam. Bei Ermahnungen ist er zugänglich und willig, doch schon in der nächsten Minute hat er alles vergessen. Er sitzt nicht, sondern liegt meist auf der Bank, lärmt, schlägt sich mit anderen Kindern, bummelt auf dem Nachhauseweg und ist oft sehr frech. Während sich K. im vergangenen Schuljahr Mühe gab und Interesse zeigte, ist das seit Ostern völlig anders geworden. Ihm ist heute die Schule ziemlich gleichgültig. Seine Leistungen sind darum zurzeit ganz minderwertig, obwohl er viel mehr leisten könnte, wenn er wollte. Schularbeiten macht er nur sehr selten. Mitteilungen an die Eltern unterschlägt er regelmäßig. Flehentlich bat er um Erlassung der Strafe, doch schon im nächsten Augenblick war alles vergessen. Er lacht und weint in demselben Augenblick. Seine geistigen Fähigkeiten sind nicht schlecht, auf dem Gebiete des Willenslebens versagt er völlig und neigt zu Unsittlichkeiten."

Nach Schilderung des Stiefvaters geriet K. mehr und mehr in die Abhängigkeit minderwertiger Elemente, die älter sind als er, und die ihn z. B. zum Rauchen verleitet haben. Bei Besorgungen soll er unbrauchbar sein, er kommt nie vor 6 Stunden wieder. Eigentumsdelikte führt er angeblich nur aus, wenn er dazu angestiftet wird. Oft läßt er sich zu Hause den ganzen Tag nicht sehen, ist bei Freunden und hat Angst vor Schlägen des Vaters. Er ist nur zu Hause still, „da bleibt er sitzen, wo er ist, sobald aber Jungens kommen, ist er lebhaft."

Auf der Abteilung war K. vom ersten Tage an heimisch, von der ersten Stunde an immer tätig. Er fragte dauernd nach neuen Aufträgen und war besonders bei hauswirtschaftlichen Arbeiten ordentlich und umsichtig. In seiner Stimmungslage erschien er während der ganzen Beobachtungszeit gleichmäßig heiter, sein Rede- und Betätigungsdrang waren bei seiner motorischen Umtriebigkeit unverkennbar. Bei allen Beschäftigungen war er sehr aktiv und bei Gesellschaftsspielen von Anfang an sicher. Die Regeln ihm unbekannter Spiele erfaßte er sofort, und bei werkunterrichtlichen Beschäftigungen waren seine Leistungen besonders gut. Er bevorzugte allerdings wilde Spiele, die seinem Betätigungsdrang entgegenkamen. Beim Freispiel im Garten sprang er ohne zu ermüden andauernd umher, und alle Augenblicke war er anderswo.

Seine schulischen Leistungen waren durchschnittlich. In einer kleinen Gemeinschaft war er wesentlich besser konzentrierbar, während er im großen Kreis sehr leicht abgelenkt wurde. Kein Vorgang auf der Abteilung entging ihm. Bei Gesellschaftsspielen war er mit seinen Augen meist bei den anderen, und bei einer naturkundlichen Besprechung muteten seine Gedankengänge fast ideenflüchtig an. Bei schriftlichen Arbeiten, bei der Niederschrift eines Aufsatzes z. B., war er ohne Ausdauer und Interesse und machte sehr viele orthographische Fehler. Er arbeitete dabei außerordentlich flüchtig und ließ häufig Buchstaben und Silben aus.

Bei seiner gleichmäßig heiteren Stimmungslage wurde er leicht abstandslos. Wiederholt rief er der Jugendleiterin entweder „Großmutter" oder „Mariechen" zu. Für alles wußte er einen Witz, und über jede Kleinigkeit konnte er lachen.

Seine motorische Unruhe machte sich besonders abends bemerkbar. Er schlief spät ein und störte häufig die andern im Schlafsaal. Infolge seiner Umtriebigkeit und Necklust geriet er oft in Konflikt.

Die Intelligenzprüfung nach Binet-Simon erfüllte er bei einem Alter von $10^{6}/_{12}$ Jahren bis ins 11. Lebensjahr.

Die hypomanischen Kinder. 207

Bei der körperlichen Untersuchung war K. wenig untermittelgroß und wenig untergewichtig. Die Fingernägel waren bis dicht an den Nagelfalz abgebissen. An den inneren Organen und am Nervensystem war kein krankhafter Befund zu erheben.

Epikrise: Es handelt sich bei Kurt B. um einen körperlich wenig untermittelgroßen und untergewichtigen, nach Binet-Simon intellektuell seinem Alter entsprechend begabten, milieugeschädigten, vom schwachsinnigen, leicht reizbaren Stiefvater lieblos erzogenen, hypomanisch umtriebigen Knaben, der seit seinem 6. Lebensjahr in der Schule durch seine Unruhe und Unaufmerksamkeit auffiel und sowohl schulische als auch häusliche Erziehungsschwierigkeiten bereitete. Seine schulische Lernschwäche entspringt nicht einer intellektuellen Minderbegabung, sondern seiner hypomanischen Umtriebigkeit, seiner Konzentrationsunfähigkeit und Ablenkbarkeit. Gemütlich war K. nicht abartig.

Bei der konstitutionellen Hypomanie steht, wie dieser typische Fall zeigt, im Vordergrund die motivlose, durch keinen äußeren Einfluß herabdrückbare, gleichmäßig heitere Grundstimmung. Dauernd lachend, immer mit sich selbst zufrieden geben diese Kinder unermüdlich jedem Außenreiz nach, wirken also enthemmt und dauernd abgelenkt. Alles, was um sie her vorgeht, nehmen sie wahr, machen einen Witz oder eine treffende Bemerkung darüber, um plötzlich von dem nun schon nicht mehr interessanten Thema auf ein anderes überzuspringen, das ihnen für den Augenblick wichtiger erscheint, oder ein Spiel zu ergreifen, das vielleicht im nächsten Moment wißbegierig auseinandergerissen und dann achtlos liegen gelassen wird. Dann geht es wieder über Tische und Bänke. Hier wird ein Bilderbuch durchgeblättert, dort einem Kind das Spiel umgeworfen, hier ein Kamerad gekniffen oder gepufft, dort einer verprügelt, der sich gerade in den Weg stellt. Überall, wo der Hypomanische hinkommt, ist etwas los. Er macht sich den Betrieb, der ihm paßt. Immer erweckt er den Eindruck des Vielgeschäftigen.

Wenn die motorische Unruhe weniger stark ausgeprägt ist, erkennt man deutlicher den ungeheuren Antriebsreichtum und die Selbstsicherheit, die sich hinter der oft erethieähnlichen Umtriebigkeit verbergen. Bei gemäßigter Motorik ist es möglich, die Kinder an gemeinsamen Spielen zu interessieren. Egoistisch beanspruchen sie aber dann den besten Platz und reißen in ihrer Selbstsicherheit die Führung an sich. Alles muß sich nach ihnen richten, fremde Vorschläge werden kaum beachtet, allein maßgebend ist nur, was ihnen ihre Phantasie oder ihr Ideenreichtum eingibt. Das Spiel wird nie langweilig. Immer wieder bekommt es durch einen neuen Einfall oder einen äußeren Anlaß eine andere Richtung. — Im Schlafsaal werden die Witzeleien fortgesetzt und die Kameraden — nötigenfalls mit Gewalt — muntergehalten. Wird der Hypomanische dann wegen seines Verhaltens zur Rede gestellt oder bestraft, so ist er je nach seiner gemütlichen Beeindruckbarkeit mehr oder weniger niedergeschlagen. Jedoch ist der Eindruck der Verwarnungen oder Strafen rasch verflogen, und der Hypomanische versucht mit bald zurückkehrender gehobener Stimmungslage die Kameraden durch neue und noch tollere Mätzchen zu unterhalten.

Nicht viel anders ist sein Verhalten während schulischer Beschäftigungen. Beim Aufsatzschreiben zum Beispiel ist der Inhalt — wenn die intellektuelle Begabung auch nur mittelmäßig ist — meist gut, ab und zu sprunghaft, aber die Schrift und die Orthographie sind zerfahren und liederlich. Zwischendurch läuft das Kind plötzlich im Zimmer umher oder beschäftigt sich mit etwas anderem. Der Hypomanische geht immer mit viel Schwung und Interesse an die Arbeit, bringt es jedoch infolge seines Mangels an Ausdauer und Konzentration zu keiner hohen Leistung.

Bei handwerklichen Dingen ist er zu systematischem Vorgehen ebenso wenig fähig. Erklärungen werden nur mit halbem Ohr angehört. Der Kopf steckt schon wieder voller Pläne und Ideen, die möglichst schnell verwirklicht werden müssen. Bei seiner Selbstsicherheit beachtet der Hypomanische keine Anleitungen. Alles wird so schnell wie möglich erledigt, damit bald wieder etwas anderes angefangen werden kann. Meist kommen die hypomanischen Kinder trotz gutem manuellen Geschick infolge ihrer erhöhten Ablenkbarkeit und ihrer Oberflächlichkeit auch hier zu keiner Leistung. Dabei stehen sie ihren schlechten Arbeiten kritiklos gegenüber. Die Urteile anderer sind ihnen ziemlich gleichgültig.

Diese Selbstsicherheit bedingt einen Egoismus besonderer Art, der sich auch im Verhältnis zu fremdem Eigentum kundtut. Die Kinder haben die Einstellung, daß alles ihnen gehört. Ihre Eigentumsvergehen sind jedoch nur harmloser Natur. Wenn diese Delikte gröbere Formen annehmen, so liegt meist eine Kombination mit anderen charakterlichen Abwegigkeiten vor.

Da sich bei den hypomanischen Kindern alles an der Oberfläche abspielt, wirken sie nach außen hin leicht als gemütsarm, obwohl bei genauerer Betrachtung in den typischen Fällen gute gemütliche Qualitäten vorhanden sind. Infolge der raschen Ableitungsfähigkeit für gefühlsmäßige Eindrücke, durch die mit der gehobenen Stimmungslage stets einhergehende Enthemmung und leichte Erregbarkeit, durch abstandsloses, vorlautes Wesen, Egoismus, Oberflächlichkeit, durch das Streben nach Vormachtstellung und die Konfliktbereitschaft ist es jedoch oft schwer, die gemütlichen Qualitäten zu erkennen.

Eigentumsdelikte, Fortläufereien und überhaupt alle asozialen Handlungen, die bei den „rein" hypomanischen Kindern beobachtet werden, entstammen nicht einer flachen gemütlichen Veranlagung, sondern werden durch Einwirkung von Außenreizen veranlaßt, sind also reaktiv bedingt. Die hypomanischen Kinder sehen bei ihrer Wendung nach außen und bei ihrer Abhängigkeit von äußeren Reizen nicht die Folgen, die sich aus ihren Handlungen ergeben können. Konsequenzen werden nicht gezogen. Sie leben nur dem Augenblick. Bedenken, zielstrebiges Arbeiten oder Pläne für die Zukunft gibt es bei ihnen nicht. Immer lockt das Neue so stark, daß das Augenblickliche schon nicht mehr beachtenswert ist.

Zusammengefaßt ergeben sich bei den „rein" konstitutionell hypomanischen Kindern folgende charakteristische Züge: Neben heiterer Grundstimmung ein großer Antriebsreichtum, der sie jedoch infolge der gleichfalls erhöhten Ablenkbarkeit zu keiner Leistung kommen läßt; ihre Selbstsicherheit und ihr Streben nach Vormachtstellung zusammen mit ihrem raschen Ableitungsvermögen für gefühlsmäßige Eindrücke, ihrer Wendung nach außen und ihrer psychischen wie motorischen Enthemmung läßt sie zu kurzschlüssigen, vielfach asozialen Affekthandlungen neigen. Sie sind aus diesem Grunde Konfliktnaturen.

Von der hypomanischen Umtriebigkeit oder besser Vielgeschäftigkeit ist die Erethie als rein motorische Erscheinung abzugrenzen. Bei ihr fehlen die seelischen Äquivalente des Antriebsüberschusses, vorhanden ist nur das Motorische. Diese Abgrenzung ist praktisch oft außerordentlich schwierig, ja in manchen Fällen nicht sicher durchführbar. Das lehrt der folgende Fall.

Fall 2.

Marta G., unehelich geboren am 23. Dezember 1922. Klinikbeobachtung vom 6. Februar bis 15. März. 1930. Über ihre Eltern sowie über ihre frükindliche Entwicklung finden sich keine näheren Angaben. Nach den Akten wurde sie bis 1925 in einem Versorgungshaus, seitdem in einem Erziehungs- und Pflegeheim erzogen. Mit 3 Jahren machte sie Gonorrhoe durch. Noch jetzt näßt sie manchmal nachts ein. Der Erzieherin war besonders aufgefallen, daß M. kaum ermüdbar ist. Vor dem Einschlafen tobt sie regelmäßig noch 1½ Stunden im Schlafsaal herum, weckt die anderen Kinder auf und hält sie zu lärmenden Spielen an. M. ist intellektuell mittelmäßig begabt. Sie beobachtet ausgezeichnet, aber ebenso rasch ist sie abgelenkt. Schon von jeher fiel sie durch ihre motorische Umtriebigkeit auf. Ermahnungen gleiten spurlos von ihr ab. „Über ihre Dummheiten lacht sie noch." Mit 5½ Jahren wird sie in den Akten als ungehorsam und laut geschildert. Im 7. Jahr findet sich folgender Verpflegbericht: „Sie ist nicht zu konzentrieren und kann dem Unterricht nicht folgen. Sie läuft viel im Klassenzimmer umher und liegt bald auf, bald unter der Bank. Zeitweilig macht sich bei ihr eine Zerstörungswut bemerkbar. Auch gegen ihre Spielgefährtinnen ist sie des öfteren recht unverträglich und unbeherrscht. Wiederholt brachte sie Geld oder Süßigkeiten mit ins Heim, die sie sich vermutlich auf dem Schulweg unter falschen Angaben erbettelt hat." Die Erzieherin schildert besonders M.s Geschwätzigkeit: „Nie steht ihr Mund still, oft wiederholt sie einen Satz 20mal, und jede Dummheit erzählt sie ohne Scheu. Ihre Selbstsicherheit ist groß, alles traut sie sich zu, und Bange kennt sie nicht." Beim Spiel ist sie durch ihre motorische Unruhe erheblich behindert. Bei keiner Beschäftigung kann sie verweilen, und dauernd ist sie in der Gemeinschaft der Störenfried. Sie muß den anderen das Spiel einreißen oder heimlich einem Kind etwas auswischen. Ihre Schularbeiten kann sie infolge ihrer erhöhten Ablenkbarkeit nicht selbständig machen. In ihren Sachen ist sie äußerst liederlich und dauernd verschmutzt. „Fast täglich verliert sie ihre Haarspange oder das Strumpfband. In ihrem Fach sieht es aus wie Kraut und Rüben. Wenn sie ihre Schuhe anzieht, überspringt sie beim Zuschnüren die einzelnen Löcher." Nach den Beobachtungen des Heimes kann sie „Mein und Dein" nicht unterscheiden. Sie nimmt aber nichts heimlich weg, sondern hat die Einstellung, daß alles ihr gehöre, und nie ist sie deshalb schuldbewußt. Die Stimmungslage M.s ist gleichmäßig gehoben. Sie wird als überlebhaft, heiter, zappelig, unruhig und quecksilberig geschildert. „Der hängt der Himmel voller Geigen." Die motorische Unruhe und dabei ihre Schwererziehbarkeit steigerten sich von Tag zu Tag, sie ist der „Schrecken" der Abteilung geworden. Das Erziehungsheim bat das Jugendamt deshalb um Unterbringung in einem geschlossenen Heim. Ihr Klassenlehrer schreibt in einem Gutachten: „Im Laufe der Jahre zeigte es sich, daß M., obgleich nicht unbegabt, unfähig ist, sich längere Zeit auf einen Gegenstand zu konzentrieren. Sie steht im Unterricht plötzlich auf und turnt an der Bank herum. Der geordnete Gang der Schulstunden wird dadurch häufig gestört. Nach Überwindung der Anfangsschwierigkeiten hat sie das Schreiben leidlich erlernt. Im Rechnen könnte sie mehr leisten, wenn sie fähig wäre, sich ordentlich zu konzentrieren. Ihre Aufgaben erledigt sie häufig nicht oder äußerst mangelhaft. Schreibheft und Lesebuch hält sie in schlechtem Zustand. Mit den anderen Schülerinnen scheint sie leidlich auszukommen, wenn auch einige Kinder von ihr geschlagen worden sind. Häufig zeigt sie den guten Willen, artig zu sein, andererseits habe ich aber auch schon ein niederträchtiges Mienenspiel bemerkt. Im allgemeinen ist sie das ‚enfant terrible' der Klasse."

Während der poliklinischen Untersuchung war M. außerordentlich unruhig, zappelte auf ihrem Stuhl herum, rutschte mit der Decke vom Untersuchungssofa und plapperte dauernd vor sich hin: „Was schreibt'n die da — oh, da hinten steht 'n Apfel und 'ne Bemme!" usw.

Auf der Abteilung fühlte sie sich sofort wie zu Hause, machte sich umtriebig mit allen Räumlichkeiten vertraut, schaute neugierig in jedes Zimmer hinein, öffnete die Schränke und mischte sich vorlaut in jedes Gespräch. Durch ihre dauernde motorische Unruhe bereitete sie häufig Disziplinschwierigkeiten; was andere taten, wollte sie auch machen, was sie bei anderen sah, mußte auch sie haben. Immer versuchte sie durch allerlei Mätzchen die Aufmerksamkeit auf sich zu ziehen. Alle Vorgänge auf der Abteilung beobachtete sie genau, war aber im nächsten Augenblick wieder von etwas anderem abgelenkt, sodaß es zu keiner tieferen Verarbeitung der Eindrücke kam. Bei keiner Beschäftigung hielt sie aus. Auf alles stürzte sie sich begeistert, um es schon im nächsten Moment wieder wegzuwerfen. Infolge ihrer mangelnden Konzentrationsfähigkeit und ihrer zappeligen Unruhe brachte sie es nur selten zu einer Leistung. Ihre Teilnahme an den gymnastischen Übungen war gering. Fortwährend lief sie aus der Reihe, be-

Die hypomanischen Kinder. 211

achtete die Kommandos der Hortnerin in keiner Weise und war durch jeden neuen Eindruck abgelenkt. Als sie sich einmal eine Stunde lang damit beschäftigte, einen Brief an ihre Mutter zu schreiben, zeigte sie sich unfähig, auch nur einen einzigen zusammenhängenden Satz zu überlegen und schrieb schließlich Worte bunt durcheinander hin, die ihr gerade einfielen. Daneben fiel ihre erschwerte Auffassungsgabe auf. Sie war z. B. nicht imstande, ein einfaches Zahlenlottospiel zu begreifen. Den Anordnungen der Hortnerinnen, denen sie mit aufdringlich schmieriger Zärtlichkeit gegenübertrat, kam sie willig nach und hielt, obgleich sie von momentanen Eindrücken immer wieder abgelenkt wurde, mit sichtlicher Anstrengung aus. An keine der Spielgefährtinnen schloß sich M. fester an. Sie wurde von den Kindern infolge ihrer Umtriebigkeit häufig abgelehnt. Sie empfand jedoch in ihrer Hochstimmung keinerlei Kränkung und drängte sich den Kameradinnen immer wieder auf. Dabei verklatschte sie diese häufig und brachte, sobald der Arzt auf die Abteilung kam, mehr geltungssüchtig und vorlaut als boshaft, ihre Entdeckungen vor. Ihrem Eigentum stand sie völlig gleichgültig gegenüber. Sie warf einen Teil ihrer Sachen beim Aufräumen des Schrankes achtlos in den Abfalleimer. Über den Besuch der Mutter schien sie sehr erfreut zu sein, lief aber während deren Anwesenheit fortwährend im Zimmer umher und verabschiedete sich ohne jede Rührung. Ihre Stimmungslage war während der ganzen Beobachtungszeit gleichmäßig gehoben und heiter. Durch nichts ließ sie sich aus dieser Heiterkeit herausreißen.

Die Intelligenzprüfung nach Binet-Simon erfüllte sie bei einem Alter von $7^{2}/_{12}$ Jahren bis zum 5. Lebensjahr. Sie zeigte sich während der Prüfung motorisch sehr unruhig, plapperte fortwährend dazwischen und ließ sich von kleinsten Geräuschen ablenken.

Bei der körperlichen Untersuchung war M. wenig untermittelgroß und in gutem Ernährungszustand. An den inneren Organen und am Nervensystem war kein krankhafter Befund zu erheben.

Epikrise: Es handelt sich bei Marta G. um ein körperlich ihrem Alter entsprechend entwickeltes, intellektuell minderbegabtes, hypomanisch umtriebiges Mädchen, das mit 3 Jahren durch seine Unermüdbarkeit, seine motorische Unruhe und andauernde Heiterkeit auffiel. Ihre Eigentumsvergehen entspringen ihrer außerordentlichen Nivelliertheit, in der sie alles als ihren Besitz betrachtet. Ihre Leistungsschwäche resultiert zum Teil aus ihrer intellektuellen Minderbegabung, zum andern Teil aus ihrer Umtriebigkeit wie ihrem Mangel an Konzentration und Ausdauer. Ihre gemütlichen Qualitäten waren einwandfrei.

Bei solchen Fällen mit hochgradiger motorischer Unruhe erschwert die starke Umtriebigkeit eine genaue Abgrenzung von der Erethie oder deren sichere Ausschließung. Ist daneben noch, wie bei Marta G., intellektuelle Minderbegabung vorhanden, so liegt die Entscheidung für eine Erethie nahe, weil gerade bei Intelligenzschwäche alle Abläufe weniger durch ein Übermaß an seelischer Beweglichkeit als vielmehr durch die motorische Unruhe bedingt zu sein scheinen und damit leerer wirken, während gute intellektuelle Fähigkeiten trotz enormer Unruhe immer noch eher an einen intendierten Inhalt der Vielgeschäftigkeit denken lassen. Die Tatsache intellektueller Minderbegabung berechtigt aber beim Vorliegen extremer Unruhe noch nicht allein zu dem Schluß, daß es sich um eine Erethie handelt. Erethie und Schwachsinn sind entgegen einer früher sehr verbreiteten Auffassung gänzlich unabhängig voneinander.

Die Kinder, die diagnostisch hier Schwierigkeiten machten, bieten ein Bild, das vor allem durch die ungeheure Unruhe beherrscht wird. Der enorme Bewegungsdrang treibt das Kind ruhelos von einem Ort, von einer Beschäftigung zur anderen. Bei nichts kann es verweilen. Sobald es etwas anfaßt, muß es schon wieder nach einem anderen Gegenstand greifen. Die Bewegungen und Handlungen wirken ungewollt, ohne Intention, erzwungen. Es scheint nicht einmal zu einer oberflächlichen Verarbeitung der Eindrücke zu kommen.

Auf der anderen Seite sind aber neben der extremen motorischen Unruhe alle Zeichen des hypomanischen Temperaments vorhanden: heitere Grundstimmung, großer Antriebsreichtum, Selbstsicherheit, Streben nach Vormachtstellung, rasches Ableitungsvermögen, Wendung nach außen, Neigung zu Affekthandlungen, sodaß meistens die Diagnose Hypomanie möglich war. In einigen Fällen mußte jedoch offen gelassen werden, ob neben der Hypomanie nicht doch auch eine Erethie im Sinne einer organischen Reaktionsform (H e i n z e) bestand.

Wie bereits erwähnt, finden sich sehr selten „reine" Fälle von Hypomanie. Das liegt daran, daß die Hypomanie, die im wesentlichen das Stimmungsverhalten, das Tempo und den Antrieb umfaßt (K r e t s c h m e r), eine Temperamentsstruktur ist, die in das charakterliche Gesamt unterschiedlich eingebaut sein kann. Man kann deswegen nicht von einem „Hypomanischen" schlechthin sprechen, sondern nur von einem in bestimmter Weise charakterlich gearteten Hypomanischen. Es ist daher auch nicht möglich, von „reiner" Hypomanie zu reden, sondern nur von einem Hypomanischen mit sonst nicht abartigem Charakter. Jede Hypomanie sieht anders aus je nach dem Charaktergefüge, in das sie eingebaut ist. Bei der Verschiedenartigkeit der Charaktere sind viele Kombinationsmöglichkeiten gegeben. Hier sollen nur die praktisch wichtigsten aufgeführt werden.

Zunächst ein Fall von Hypomanie mit Geltungssucht:

F a l l 3.

Ingeborg W., vorehelich geboren am 16. September 1923. Klinikbeobachtung vom 22. März bis 20. April 1933.

Nach seinen eigenen Angaben ist der Vater, 53 Jahre alt, Nachtwächter bei einer Brauerei, wo er früher als Bierfahrer tätig war. Er ist jetzt zum dritten Male verheiratet. Die erste Ehe wurde 1927 nach 20jähriger Dauer geschieden, da der Vater ein Verhältnis mit seiner späteren 2. Frau, die Ingeborg 1923 geboren hatte, unterhielt. 1929 heiratete er die Kindesmutter,

Die hypomanischen Kinder. 213

die am 5. September 1931 starb. Am 24. September 1932 heiratete er seine jetzige Frau. Er war 1930 wegen chronischen Alkoholismus und eines Delirium tremens in der hiesigen Nervenklinik. Er ist gutmütig, daneben aber leicht erregbar. Die leibliche Mutter I.s ist verschwenderisch und großmannssüchtig gewesen, hat viel gelogen und wurde wegen Betrugs und Diebstahls bestraft. Mutters Mutter und Mutters Bruder sollen ebenfalls verlogen gewesen sein. Eine außereheliche Tochter der Kindesmutter hat sich schon als Schulkind mit Burschen herumgetrieben und wurde deshalb von I.s Vater verstoßen. Die Stiefmutter ist 46 Jahre alt. Sie will ruhig und gutmütig sein.

Die früheste Kindheitsentwicklung Inges verlief normal. Vom 1. bis 4. Lebensjahr befand sie sich tagsüber bei Mutters Bruder, dann bei der Mutter und beim Vater. Nach dem Tod der Mutter kam sie in Familienpflege, dann zu Verwandten und am 1. September 1932 zum Vater und zur Stiefmutter.

Nach der Vorgeschichte durchlief sie die Elementarklasse der Volksschule zweimal. Sie soll nicht dumm sein, aber kein schulisches Interesse haben. I. ist dickköpfig, verlogen und diebisch. Sie ist liederlich und verschwenderisch. Die häuslichen Arbeiten erledigt sie nur gezwungen. Sie neigt zu geltungssüchtigen Prahlereien, ist neugierig und führt bei Dummheiten meistens an. Zu Hause ist sie verschlossen, draußen aber wild. Strafen hinterlassen keinen Eindruck bei ihr. „Sie schmust, wenn sie sich dabei einen Vorteil verspricht." Ihre Trauer beim Tode der Mutter hat aber echt gewirkt. Am liebsten tollt sie draußen mit Jungen herum. Sie wurde öfters beim Onanieren betroffen. Von der leiblichen Mutter wurde sie zu Unwahrheiten angehalten und lügt in raffinierter Weise.

Aus dem Schülerbogen ist erwähnenswert, daß I. Ostern 1933 in die Sonderklasse versetzt wurde. Sie war von Anfang an zerstreut, ablenkbar, faul, läppisch, spielig. Es fiel ihr schwer, Buchstaben zu Worten zusammenzuziehen. Im April 1933 wurde sie als schwer erziehbar, verschlossen, lügnerisch, nachlässig und hinterhältig bezeichnet. Im letzten Schulgutachten wird besonders betont, daß I. nach dem Tod der Mutter sehr viel sich selbst überlassen gewesen und verwahrlost sei. Körper und Kleidung hätten vor Schmutz gestarrt. Sie habe sich viel auf der Straße herumgetrieben. „...die häufigen Aufenthaltsveränderungen haben sich ungünstig ausgewirkt. Alle Erzieherinnen sind sich über die grenzenlose Lügenhaftigkeit des Kindes einig. Alle klagen über ihr heuchlerisches, vorlautes und dreistes Wesen. Inge hat immer die haarsträubendsten Dinge von daheim erzählt. Der Vater soll so getobt haben, daß die Polizei habe eingreifen müssen. Er habe die Familienangehörigen totschlagen wollen. Inge hat eine Sucht, von sich reden zu machen. Alles will sie immer besser und schöner haben als die anderen. Um aufzufallen, hat sie sich an den Armen und im Gesicht große Kneifflecke beigebracht und erzählt, daß sie von der Stiefmutter geschlagen worden sei. Einmal hat sie auch die Lehrerin verdächtigt. Sie kann furchtbar Theater spielen, wenn sie bestraft wird. Sie tobt, schreit und spielt die Tiefgekränkte. Die anderen Kinder stellt sie zu Dummheiten an, versteht es aber, sich selbst rechtzeitig in Sicherheit zu bringen; sie freut sich, wenn andere ein Mißgeschick trifft, ist unbeliebt und hat keine Freundinnen. Die Kinder halten sich instinktiv von ihr fern. Sie kann sich gut verstellen, sich höflich und freundlich geben und ein harmloses Gesicht machen, auch wenn sie sich ihrer Schuld bewußt ist. Wenn sie sich aber durchschaut fühlt, wird sie mürrisch, vorlaut und gehässig. Mir ist während meiner 16jährigen Dienstzeit noch kein Kind begegnet, das einen so ausgeprägten und unausrottbaren Hang zur Lüge hat. Inge ist fabelhaft gewandt im Erfinden von Ausreden und hält hartnäckig an ihren Lügen fest. Den andern Kindern gegenüber ist sie gehässig und rachsüchtig. Sie hat nichts Kindliches mehr an sich und ist schwer zu behandeln."

Während der Beobachtungszeit bot Inge zunächst ein wenig günstiges Bild. Sie war gleich wie zu Hause, setzte sich an den Frühstückstisch und verzehrte mit größtem Appetit die Mahlzeit. Sie lief viel hin und her, mischte sich in alle Dinge und schwatzte trotz aller Ermahungen immer wieder. Ihre Kameradinnen verklatschte sie in wenig schöner Weise, kam häufig in Konflikt mit ihnen und wurde abgelehnt. Allmählich trat aber deutlich zutage, daß ihrer unkameradschaftlich anmutenden Handlungsweise nichts eigentlich Bösartiges zugrunde lag. Mehr und mehr trat eine gewisse Freude- und Erlebnisfähigkeit zutage, eine Anhänglichkeit an die Erzieherinnen. Von Ermahnungen war sie oftmals deutlich beeindruckt. Inge war außerordentlich umtriebig, konnte kaum einmal stille sitzen, war überaus neugierig, mußte immer anführen, dazwischenreden und den Ton angeben. Ihre ständig gehobene Stimmungslage und Heiterkeit wirkten allmählich auch ansteckend auf die anderen. Sie bemerkte jede Veränderung auf der Abteilung. Aus ihrer Konzentrationserschwerung und dem Mangel an Ausdauer entsprang eine gewisse Leistungsschwäche. Daneben bestand deutlich eine intellektuelle Minderbegabung. Sie war augenblicklich Feuer und Flamme für eine Beschäftigung, wandte sich aber nach kurzer Zeit wieder einer neuen Arbeit zu. Ihre Beeindruckbarkeit war nicht sehr tief und nachhaltig.

Auch auf der Abteilung zeigte Inge ein ziemlich erhebliches Geltungsbedürfnis. Dauernd suchte sie sich in den Vordergrund zu stellen und aufzutrumpfen. Sie strebte möglichst nach einer Ausnahmestellung und fühlte sich leicht zurückgesetzt. Die Einstellung ihrer Kameradinnen ihr gegenüber wechselte. Manchmal wurde sie wegen beständiger Reibereien und wegen ihres derben, unbeherrschten, aufdringlichen Wesens abgelehnt. Eine Zeitlang log sie ziemlich hartnäckig. Vor ihren Eltern schien sie Angst zu haben.

Epikrise: Es handelt sich bei Inge W. um ein körperlich normal entwickeltes, intellektuell minderbegabtes, milieugeschädigtes, gemütlich oberflächlich veranlagtes, primitiv strukturiertes, geltungssüchtiges, hypomanisch umtriebiges Mädchen, das zuerst mit 5 Jahren wegen seiner motorischen Unruhe auffiel.

Die Schwererziehbarkeit Inges ist in erster Linie auf die mit ihrem hypomanischen Wesen verbundene Umtriebigkeit zurückzuführen, die sie in ständige Konflikte mit ihrer Umgebung bringt. Die in der gleichen Anlage wurzelnde Ableitungsfähigkeit und die ziemlich ausgeprägte Geltungssucht lassen die vorhandenen gemütlichen Qualitäten geringer erscheinen als sie in Wirklichkeit sind. Das rasche Tempo aller seelischen Abläufe täuscht oft einen Mangel an Beeindruckbarkeit vor. Die Ursachen ihrer Schwindeleien und Aufschneidereien liegen nicht so sehr in Verlogenheit als vielmehr in ihrem Drang, um jeden Preis aufzufallen und aufzutrumpfen. Einen weiteren Grund für ihre erschwerte Einordnungsmöglichkeit bildet die intellektuelle Minderbegabung, die durch Uninteressiertheit und Mangel an Konzentrationsvermögen noch stärker in Erscheinung tritt. Der häufige Milieuwechsel und die ungünstigen häuslichen Verhältnisse tragen ein gut Teil Schuld an Inges abwegiger Entwicklung und haben zu einer gewissen Abstumpfung geführt.

Normalerweise findet sich bei jedem Hypomanischen ein mehr oder weniger ausgeprägtes Geltungsstreben, d. h. ein Streben nach Vormachtstellung. Anders ist die Geltungssucht zu beurteilen. Sie ist ein Anders- und Mehrseinwollen als dem Sein oder Können entspricht.

Bei der Kombination von Hypomanie mit Geltungssucht, wie sie bei dem soeben geschilderten Fall deutlich in Erscheinung tritt, steht der gesamte Antrieb und die Aktivität im Dienste der Geltungssucht. Kein Mittel wird unversucht gelassen, sich bei der Umwelt Beachtung zu verschaffen: kasperisches Gebaren, Prahlereien, Lügnereien, Herabsetzung anderer, Verleumdungen usw. Es können sogar Züge vorhanden sein, die stark an den hysterischen Charakter erinnern. So brachte sich zum Beispiel Ingeborg W. selbst Kneifflecke bei, um Mitleid und somit Beachtung zu finden. Die mit der Hypomanie einhergehende Selbstsicherheit tritt hier zurück. Dafür besteht ein Gefühl der eigenen Unzulänglichkeit. Diese Kinder wirken unnatürlich und unnaiv. Auch die Art der Heiterkeit wird dadurch beeinflußt. Sie trägt nicht mehr den Charakter der kindlichen Fröhlichkeit, sondern erweckt den Anschein des Gezwungenen, Gekünstelten.

Bei dieser Kombinationsform wird also das eigentlich hypomanische Bild durch das Zurücktreten der Selbstsicherheit verändert. Deutlich sind noch die gleichmäßig gehobene Stimmungslage, die allerdings einen Schein des Gekünstelten trägt, der Antriebsreichtum, die erhöhte Ablenkbarkeit mit der Leistungsschwäche, das rasche Ableitungsvermögen, die Wendung nach außen und die psychische sowie motorische Enthemmung. Auch die Neigung zu Affekthandlungen besteht noch, ist jedoch nicht so deutlich, da die gesamte Haltung mehr zu dem Wunsche nach Beachtung hintendiert. Bei solchen Kindern vor allem ist es nicht immer leicht, die gemütlichen Qualitäten zu erkennen.

Praktisch am wichtigsten ist die Kombination von hypomanischem Temperament mit Gemütsarmut.

Fall 4.

Fritz Sch., ehelich geboren am 16. Juni 1921. Klinikbeobachtung vom 26. April bis 14. Mai 1930.

Nach den Angaben der Stiefmutter ist der Vater, 43 Jahre alt, lungenleidend. In seinem Wesen ist er leicht erregbar und jähzornig. Zurzeit verbüßt er wegen Sittlichkeitsvergehens eine Gefängnisstrafe. Die leibliche Mutter, 38 Jahre alt, soll viel gelogen haben, leichtsinnig und verschwenderisch gewesen sein. Die Ehe wurde 1923 geschieden. Die Mutter ist ebenfalls wieder verheiratet. Ein leiblicher Bruder F.s, Heino, befand sich 1927 zur Beobachtung auf der Jugendabteilung. Diagnose: Intellektueller Schwachsinn mäßigen Grades, Neigung zu Dieberei und Fortläufereien, Milieuschaden. Heino soll jetzt als Schmiedelehrling berufstätig sein. Er hat vor kurzem Geld unterschlagen und ist wiederholt aus der Lehrstelle entlaufen. Die Stiefmutter, 37 Jahre alt, lebt seit 1921 mit dem Vater F.s zusammen und ist seit 1927 mit ihm verheiratet. Sie will im Wesen ruhig und unauffällig sein.

Fritz wurde normal geboren, begann mit 2 Jahren zu laufen und zu sprechen. Bis vor 2 Jahren hat er eingenäßt. Er hat Masern, mehrmals Mittelohrentzündung, Keuchhusten und Ziegenpeter durchgemacht und leidet häufig an Husten und Ohrenlaufen. Sein Schlaf ist gut. Die Stiefmutter gibt an, daß Fritz eigentlich nie ermüdet, sehr früh erwacht und schon im Bett zu singen anfängt. Er wurde stets in der eigenen Familie erzogen. Die wirtschaftlichen Verhältnisse sind ausreichend. Fritz schläft im elterlichen Schlafzimmer im eigenen Bett. Er besucht seit dem 6. Jahre die Volksschule und sitzt jetzt in der 5. Klasse. Der Klassenlehrer berichtet in einem ausführlichen Gutachten u. a. folgendes: „Fritz Sch. gehört zu denen, die der Schule dauernd Anlaß zu Klagen geben. Besonders im 3. Schuljahr ist seine Führung von Monat zu Monat schlechter geworden. Während des Unterrichts zeichnet er sich durch unglaubliche Unaufmerksamkeit und Schwatzhaftigkeit aus. Er ist dauernd mit sich beschäftigt und stört fortwährend den Unterricht. Den für die Klassengemeinschaft geltenden Bestimmungen will er sich durchaus nicht fügen. Während der Pausen jagt er trotz der unzähligen Ermahnungen und Verwarnungen immer wieder in der Klasse herum und ist aller Augenblicke in Schlägereien verwickelt. Diese setzen sich nach Verlassen der Schule vielfach auf der Straße fort. Ein besonders auffälliger Zug an ihm ist die Neigung, sich während der Pausen in den Aborten zu ‚erholen'. Gegen seine Umgebung und seine Mitschüler zeigt er sich zuweilen roh und rücksichtslos. Einem riß er einmal einen ganzen Büschel Haare aus, auch stellt er Bein. Gelegentlich eines Wandertages im Herbst 1929 schlug er einem Mitschüler die Nase blutig. Am 19. Februar 1930 bestrich er seine Finger mit blauer Farbe und beschmierte eine Anzahl Kinder damit. Ferner riß er die Schnuren von den Zuggardinen herunter und bewarf damit seine Kameraden. Kurz vor Weihnachten 1929 erschien seine Mutter in der Schule und erzählte mir, daß er in den großen Ferien eine Ente totgeschlagen hätte. Am 6. Juni 1929 legte er auf verschiedene Plätze der Kinder Reißzwecken, und am 25. Januar 1930 besudelte er im Abort die Hand eines Mitschülers mit Urin. Am 28. Januar 1930 verließ er nackend das Brausebad und schrie von der Kellertür nach dem Hof hinaus. Einer Frau, die ihr Töchterchen von der Schule abholte, streckte er die Zunge heraus. Er begab sich in die Wohnung einer Familie, deren Sohn ordnungsgemäß krankheitshalber entschuldigt war und gab an, daß er von mir geschickt worden sei, da mir die Gründe des Fehlens nicht glaubwürdig erschienen. Kurz vor Weihnachten 1929 stahl er von dem Wagen eines Straßenhändlers eine Apfelsine. Ebenso entwendete er im Herbst 1929 aus dem Wagen eines Eismannes Waffeln. Am selben Tag riß er auch von einem Pflaumenbaum eines benachbarten Grundstückes Früchte herunter. Im Februar 1930 aber setzte er allen Verfehlungen die Krone auf, indem er an eine Schülerin der 7. Klasse einen Zettel unzüchtigen Inhalts schrieb, den er ihr auf dem Schulhof überreichte. In der letzten Woche stellte es sich auch heraus, daß er die Tür des Klassenabortes mit dem Schlüssel verkratzt und in schamloser Weise verschandelt hat. Stellt man Sch. wegen seiner Flegeleien zur Rede, so sucht er zunächst zu lügen, doch gibt er auf gütiges Zureden hin bald seine Verfehlungen zu. Gegen Strafen zeigt er sich unempfindlich. Alle Hinweise auf die Folgen seines Tuns fruchteten nichts. Immer wieder traten neue Verfehlungen auf. Sein Verhalten ist geeignet,

Die hypomanischen Kinder.

die Schulzucht wesentlich zu untergraben. Eine Entfernung des Schülers aus der Normalklasse halte ich für unbedingt notwendig, damit er seinen unheilvollen Einfluß nicht länger geltend machen kann."

Fritz war nach Angabe der Stiefmutter von jeher schwer zu erziehen und fiel schon im 3. Lebensjahr durch seine leichte Erregbarkeit, seine motorische Unruhe und seinen Ungehorsam auf. Fremde sind immer von dem netten, höflichen, gewandten und hilfsbereiten Jungen begeistert. Er ist sehr mitteilsam und offen, geht gern zu Freunden und schließt sich leicht an. „Er schwatzt ununterbrochen, und wo was los ist, ist er auch dabei." In seinen Spielen ist er sprunghaft und launisch. Durch jeden Vorgang wird er leicht abgelenkt und immer fällt sein Mangel an Ausdauer auf. Er müßte bei seiner guten Auffassungsgabe mehr leisten können. Im Haus ist er aus eigenem Antrieb anstellig. Es fehlt ihm aber auch da an Ausdauer und Gewissenhaftigkeit. Am liebsten tollt er im Freien herum und vergißt darüber zu essen und zu arbeiten. Seit seinem 7. Lebensjahr beobachtet die Stiefmutter eine Neigung zu Unwahrheiten und Unredlichkeiten. In seinem Wesen ist er angeblich gleichmäßig lebhaft und heiter. Er ist in letzter Zeit besonders umtriebig. „Er macht sich das Leben leicht. Trübe Stimmungen kennt er nicht. Er singt den ganzen Tag." Kleinste Anlässe genügen aber, ihn in maßlose Wallungen zu bringen, jedoch klingen diese rasch wieder ab. Über seine Eigentumsvergehen wurde berichtet, daß er seit dem Schulbesuch anfing, Spielzeug anderer Kinder mit nach Hause zu bringen und bei Besorgungen kleine Beträge zu vernaschen. Einmal besorgte er für eine Frau für 45 Rpf Wurst, brachte aber den Rest von 1 RM nicht zurück, sondern behauptete, das Geld verloren zu haben. Verschiedentlich ließ er sich Tierquälereien zuschulden kommen. Er schlug z. B. im vorigen Jahre eine Ente tot. Fritz wurde erstmalig am 9. April 1930 wegen seiner schulischen Schwererziehbarkeit in der Poliklinik vorgestellt. Da sich der Zustand nicht änderte, wurde er am 26. April 1930 auf die Abteilung aufgenommen.

Vom ersten Tage an fiel er durch seine außerordentliche motorische Umtriebigkeit und seine immer gleichbleibende heitere Stimmungslage auf. Erwachsenen gegenüber, denen er erhebliche Erziehungsschwierigkeiten bereitete, benahm er sich anhaltend abstandslos und frech. In der Gemeinschaft der Jungen war er zänkisch, rücksichtslos und unverträglich, schlug auf die Kameraden ein und freute sich noch, wenn sie vor Schmerz schrien. Außerdem fiel er durch seine maßlose Umtriebigkeit dauernd aus dem Rahmen der Kameradschaft. Im Schlafsaal war er einer der Lautesten, aber immer verklatschte er andere, während die Kameraden berichteten, daß er sich vor dem Einschlafen mit Vorliebe in Zotereien ergehe. Bei allen Beschäftigungen konnte er keinen Augenblick stillsitzen, lief von einem zum andern und brachte kaum eine Leistung zustande. Auch bei allen Gesellschaftsspielen zeigte sich seine mangelhafte Ausdauer und seine geringe Konzentrationsfähigkeit. Niemals konnte er sich zu einer ruhigen Beschäftigung sammeln. Als er einige Tage mit einer fieberhaften Angina im Bett bleiben mußte, saß er dauernd johlend und singend auf, warf die Kissen im Zimmer umher, lief fortwährend ans Fenster und spielte Ball mit seinem Nachbar. Er bemerkte alles, was um ihn her vorging. Auch während der Schulstunden war er nicht zu konzentrieren. Ohne Überlegung schmierte er darauflos und schrieb unvollständige, von Fehlern wimmelnde Sätze. Einmal hat er, nach Angabe eines Kameraden, Süßigkeiten aus dem Eßschrank entwendet. Am gleichen Tage onanierte er während des Mittagsschlafes und zeigte anderen Jungen seine Genitalien. Am 7. Mai zerbrach er absichtlich einen neuen Spaten. Alles versuchte er zunächst hartnäckig zu leugnen und sich herauszureden.

Die Intelligenzprüfung nach Binet-Simon erfüllte F. bei einem Alter von $8^{10}/_{12}$ Jahren etwas über das 9. Lebensjahr hinaus.

Bei der körperlichen und neurologischen Untersuchung war kein krankhafter Befund zu erheben. F. war weit übermittelgroß und in genügendem Ernährungszustand.

Epikrise: Es handelt sich bei Fritz Sch. um einen körperlich übermittelgroßen, etwas untergewichtigen, intellektuell seinem Alter entsprechend begabten, konstitutionell erregten, hypomanisch umtriebigen, sexuell früh geweckten Knaben, der schon im 3. Lebensjahr durch seine leichte Erregbarkeit, seine Unermüdlichkeit und seinen Ungehorsam auffiel. Seine Gemütsarmut äußert sich vor allem in seinem rücksichtslosen, brutalen Verhalten den Kameraden gegenüber. Dieses Verhalten hat nur zu einem Teil seine Wurzeln in seiner hypomanischen Wesensart, zum andern in seiner Gemütsarmut.

Bei diesem Zusammentreffen von Hypomanie mit Gemütsarmut treten asoziales und antisoziales Verhalten stark in den Vordergrund. Brutal werden die Kameraden beiseite gedrängt und schadenfroh weidet sich der hypomanische Gemütsarme an den Schmerzen, die er den anderen zugefügt hat. Erwachsenen gegenüber ist er abstandslos frech und ungehorsam. Durch nichts ist er zu beeindrucken. Er leugnet hartnäckig seine Vergehen ab oder gibt sie, in die Enge getrieben, ohne innere Beteiligung unbekümmert zu. Bei wohlverdienten Strafen ist er entweder gleichgültig oder er widersetzt sich offen. Nichts bleibt haften. Weder an Personen noch an Sachen zeigt er irgendwelche Bindung. Es besteht ein ausgesprochener Mangel an Achtung vor Werten, der sich auch in den Eigentumsdelikten offenbart. Dieses brutale, egoistische Verhalten wird durch die gleichbleibende, unbekümmert heitere Stimmungslage noch unterstrichen. Durch die Umtriebigkeit sind Konfliktmöglichkeiten reichlich gegeben, bei denen der Jugendliche sich rücksichtslos durchsetzt.

Bei dieser Kombination stellt das hypomanische Temperament den Mangel an Gemüt noch deutlicher heraus, so daß in diesen Fällen auf die Dauer kaum Zweifel über die Gemütsveranlagung bestehen. Die Wesenszüge des hypomanischen Temperaments werden zum Teil abgewandelt. So wirkt die Heiterkeit nicht mehr kindlich, sondern brutal, grausam, zynisch; der Antriebsreichtum steht rücksichtslos im Dienste des eigenen Ich; die Ablenkbarkeit und die Leistungsschwäche sind erhöht, da keinerlei Bindung an Sachen vorhanden ist und die Unmöglichkeit besteht, bei einem solchen Kind irgendwelche Interessen zu wecken. Selbstsicherheit und Streben nach Vormachtstellung werden durch das brutale Verhalten befriedigt. Es besteht keinerlei gemütliche Beeindruckbarkeit. Die Wendung nach außen, die Neigung zu Affekthandlungen, die psychische und motorische Enthemmung sind deutlich erkennbar.

Diese Kombinationsform ist deshalb praktisch am wichtigsten, weil im Kindesalter durch geeignete Erziehungsmaßnahmen, d. h. durch Anerziehung der intellektuellen Hemmung, noch mancher Schaden wieder gutgemacht werden kann. Auf der andern Seite lassen sich aber gerade Gemütsarme nur sehr schwer erzieherisch beeinflussen. Trotzdem ist möglichst langdauernde Anstaltsunterbringung angezeigt, da die Kinder auf diese Weise wenigstens während der Pubertätszeit, in der besonders große Konfliktbereitschaft besteht, vor asozialer bzw. antisozialer Betätigung geschützt werden.

Ähnlich schwerwiegend sind die Erscheinungen, wenn Hypomanie mit Haltlosigkeit zusammen auftritt.

Fall 5.

Artur W., ehelich geboren am 29. Juni 1914. Klinikbeobachtung vom 1. Juni bis 20. Juni 1931.

Nach den Angaben der Mutter und der Wohlfahrtspflegerin ist der Vater, von jeher leicht erregbar, in der Erziehung streng. Er hat in der Schule mittelmäßig gelernt. Vom 26. Februar bis 1. März 1927 war er wegen nervöser Beschwerden hier in der Klinik. Die Mutter will in ihrer Stimmungslage von jeher gedrückt sein. Eine 10jährige Schwester A.s bereitet keinerlei erzieherische Schwierigkeiten. Mutters Bruder ist angeblich „ein leichter Charakter"; er hat sich herumgetrieben und Unterschlagungen begangen.

Artur war eine Zangengeburt. Er war bei der Geburt sehr schwächlich und wurde nicht gestillt. Mit einem Jahr lief er, wurde rechtzeitig bettrein, lernte jedoch verspätet sprechen. Er hat Keuchhusten und Masern durchgemacht. Ostern 1928 wurde er aus der Volksschule entlassen. Seit dem 2. Schuljahr besuchte er die Sonderklasse. Ostern 1931 kam er aus der Knabenberufsschule. Nach den Angaben der Mutter war er schulisch faul und interesselos. In einem Gutachten vom 3. Juni 1931 wird berichtet, daß sich A. in der Schule seinen Kameraden gegenüber als verträglicher Schüler gezeigt hat. „...Da er im Unterricht wenig leistete und ein falsch entwickeltes Selbstbewußtsein hatte, glaubte er manchmal, durch ein massives und etwas dreistes Auftreten in der Klasse eine Rolle spielen zu können. Gröbere Verstöße gegen die Schulordnung und Schulzucht hat er sich nicht zuschulden kommen lassen." Angeblich äußerte sich eine gewisse Nervosität in einer auffälligen Geschwätzigkeit. Bemerkenswert sind seine vielen Versäumnisse. Er fehlte in den 3 Berufsschuljahren 60 Tage entschuldigt und 20 Tage unentschuldigt. Seine Leistungen waren genügend. Im Sommerhalbjahr 1928 war er in Ostpreußen, im Herbst 1928 kam er als Arbeitsbursche in eine Großgarage. Von Ostern 1929 bis Februar 1931 arbeitete er als Zurichterlehrling, wurde wegen Berufsschwänzereien wiederholt davongejagt, aber auf Bitten des Vaters immer wieder aufgenommen. Schließlich wurde er aber wegen seines schlechten Betragens und wegen einiger Felldiebstähle endgültig entlassen.

Nach den Angaben der Mutter war A. von jeher schwer zu erziehen. Eine tiefe und anhaltende Beeindruckbarkeit spricht sie ihm ab. Er ist gleichgültig und wenig anhänglich. Seiner Schwester gegenüber verhält er sich fast brutal, da er sich zurückgesetzt glaubt. Er treibt sich am liebsten mit seinen Kameraden herum, von denen er sich kritiklos beeinflussen läßt. Schon immer ließ er sich zu jeder Dummheit verleiten und hatte in letzter Zeit immer schlechte Elemente um sich. Er war viel mit einem um 1 Jahr älteren Freund zusammen, prahlte gern, protzte mit einem gestohlenen Motorrad und wurde von seiner Umgebung als dummfrech und großsprecherisch bezeichnet. Die Mutter schildert ihn als arbeitsunlustig und nur gezwungen anstellig. In seinen Spielen war er schon als Kind sehr sprunghaft. Jetzt brachte er Motorradrennen und anderen sportlichen Ereignissen das meiste Interesse entgegen. Im Alter von 13—14 Jahren hat er mit einer Bande in einer Sportkantine Pullover gestohlen und zu diesem Zwecke die Schule geschwänzt. Schon im 8. Lebensjahr entlief er einmal den Eltern. Vor 2 Jahren wanderte er mit einem älteren Freund nach Hamburg und vor einem Jahr mit einem anderen nach Dresden, wo er nach ungefähr 6 Tagen aufgegriffen wurde. Am 2. März 1930 wurde er in einem Laden mit einem Gefährten beim Stehlen von 2 Schachteln Zigaretten im Werte von 3 RM ertappt. Der Mittäter gab zu, mit A. zusammen schon 3mal in demselben Laden Zigaretten entwendet zu haben. Am 29. April 1930 wurden in der Lehrstelle verschiedene Diebstähle aufgedeckt. Artur hatte wiederholt Felle gestohlen und dieselben unter der Hand verkauft. Am 6. August 1930 wurde angezeigt, daß A. und sein Freund H. gemeinsam öfter ein fremdes Motorrad benutzt haben, das sie aus einem verschlossenen Raum holen mußten. Aus einem anderen Grundstück haben sie wiederholt Benzin gestohlen. Am 22. April 1931 wurde Artur von der Kriminalpolizei als Dieb von 9 Säcken Lumpen im Werte von 170 RM (?) und 50 l Benzin im Werte von 17 RM ermittelt. Gleichzeitig hat A. zusammen mit seinem Freund aus einer verschlossenen Garage nach Einschlagen einer Fensterscheibe ein Auto geholt und stark beschädigt zurückgebracht. Ein andermal stahlen sie aus einem Auto ein Zündverteilerstück, um es bei einem anderen Wagen einzusetzen, der so vor Diebstahl gesichert war.

Nach seiner Aufnahme auf die Abteilung fiel er durch seine ständig gleichbleibende Heiterkeit auf. Mit „Servus" verabschiedete er sich von der Mutter und erkundigte sich in der ersten Stunde, ob auf der Abteilung geraucht und Karte gespielt würde. Sein Rede- und Betätigungsdrang traten besonders hervor, und es gelang ihm, durch seine bestechende Selbstsicherheit sich rasch zum Führer der andern aufzuschwingen. Verweise, die er wegen seiner rüpelhaften Ausdrücke erhielt, beeindruckten ihn nicht. Alle Arbeiten, die man ihm anfangs auftrug, erledigte er ohne andauerndes Interesse. Von den häuslichen Ämtern versuchte er sich bald zu drücken und drängte zum Gärtner, um dort rauchen zu können. Besonders war er daran interessiert, mit diesem im Garten der Mädchenabteilung arbeiten zu können. Sobald das Gespräch auf das weibliche Geschlecht kam, erzählte er unaufhörlich. Seine sexuellen Erlebnisse waren nach seinen Schilderungen außerordentlich vielseitig. So berichtete er u. a., daß er am Sonntag schon nachmittags mit seinem Freund ausgehe, um für den Abend eine Bank auszusuchen. Bei diesen Gesprächen nahm er selbst vor den Erzieherinnen kein Blatt vor den Mund. Eines Tages sagte er zur Jugendleiterin: „Gestern Abend sahen Sie knorke aus, fast wie meine Kleene." Ein anderes Mal versuchte er eine Erzieherin zu bestechen, ihm sein Geld auszuhändigen, indem er ihr dafür einen Kuß anbot.

Bei der ersten Aussprache mit dem Abteilungsarzt über seine Eigentumsvergehen gab er alles unumwunden zu und war außerordentlich unbekümmert. Im Garten erzählte er fremden Pflegern unaufgefordert von seinen verwegenen Schwarzfahrten. Selbst beim Kasperlespiel griff er dieses Thema auf. Der Kaspar mußte ein Auto stehlen, wurde vom Schutzmann festgenommen und auf das Gericht geschleppt. Bei der Schilderung seiner Delikte unterstrich er seine eigene Schlauheit und Findigkeit, man merkte jedoch heraus, daß er meist von seinem Freund beeinflußt worden war. Alle Ermahnungen des Arztes beeindruckten ihn nicht. Sein Bewegungsgesamt war schlaksig und ungelenk. Dabei prahlte er gern mit seiner großen Kraft und erzählte, daß er seit einigen Wochen in einem Boxverein sei und in Amerika Berufsboxer werden wolle. Er fühlte sich sehr geschmeichelt, wenn er wegen seines Äußeren mit Schmeling oder einem anderen Meisterboxer verglichen wurde. Jeder Tadel blieb ohne nachhaltige Wirkung. Alles leitete er sofort ab, und den ganzen Tag über erzählte er in heiterer Geschwätzigkeit. In seinem abstandslosen Verhalten auch gegen den Abteilungsarzt verharrte er unveränderlich. Einmal forderte er ihn auf, an einem Gesellschaftsspiel teilzunehmen: „Machen Sie nur mit, Sie begreifen's schon. Sie sind doch noch nicht zu alt, ich hab's doch auch kapiert", und häufig gab er auf die Ermahnungen der Erzieher freche Antworten. Oft versuchte er, mit seinen sexuellen Erlebnissen geltungssüchtig zu prahlen. Er erging sich gern in den übelsten Zotereien über Frauen. Alles, was eine anständige Gesinnung zeigte, betrachtete er als verächtlich. Daneben war seine Haltlosigkeit deutlich. Außerordentlich leicht umstellbar, sprang er von einer Arbeit zur anderen über und ließ sich auch von Jüngeren ohne weiteres zu irgendwelchen Aufträgen bestimmen. Besonders griff er bei solchen Arbeiten dankbar zu, die seiner Umtriebigkeit entgegenkamen. Unbekümmert änderte er in den Gesprächen mit den Kameraden seine Meinung, einmal behauptete er dies, im nächsten Augenblick das Gegenteil. In seinen gemütlichen Qualitäten erschien er dürftig. Zu den Kleineren war er oft roh. Er puffte sie in den Rücken und schnauzte sie grob an. Bei der Intelligenzprüfung nach Binet-Simon, die er bei einem Alter von 17 Jahren nicht vollständig bis zum 12. Lebensjahr erfüllte, war er nur oberflächlich interessiert und beantwortete die Tests flüchtig und ohne Überlegung. Sein allgemeines Schul- und Lebenswissen war dürftig. Bei der Erklärung von Sprichwörtern versagte er völlig. Bei gemeinsamen Schreibspielen erfand er selbst Städte und Flüsse, von deren scheinbarer Existenz er sich kritiklos sofort überzeugen ließ. Auf der andern Seite aber zeigte er sich bei Gesellschaftsspielen außerordentlich findig und überschaute die für ihn günstigste Situation in überraschender Schlauheit. Gegen Ende der Beobachtungszeit war er bei allen werkunterrichtlichen Arbeiten zunehmend uninteressiert.

Bei der körperlichen Untersuchung war er weit übermittelgroß und in sehr gutem Ernährungszustand. In der Gesamtentwicklung war er seinem Alter weit voraus. Die sekundären Geschlechtsmerkmale waren kräftig entwickelt, Genital- und Achselbehaarung reichlich. An den inneren Organen und am Nervensystem war kein krankhafter Befund zu erheben.

Epikrise: Es handelt sich bei Artur W. um einen körperlich weit übermittelgroßen, intellektuell minderbegabten, konstitutionell hypomanischen und haltschwachen, geltungsbedürftigen Jugendlichen mit gemütsarmen Zügen, der im Alter von 7 Jahren wegen seiner schulischen Interesselosigkeit und Faulheit in eine Sonderklasse versetzt wurde. Die in den Akten angeführten Schwarzfahrten, Fortläufereien und Eigentumsvergehen entspringen neben seiner Kritiklosigkeit und Gemütsarmut vor allem seiner Haltschwäche.

Ausgesprochene Haltlosigkeit zusammen mit Hypomanie ist in dem hier mitgeteilten Material nicht vorhanden, sondern nur Haltschwäche mit Hypomanie. Das ist daraus verständlich, daß die Hypomanie stets mit einer Steigerung der Selbstsicherheit einhergeht, in der nach Schröder als Hauptfaktor Halt steckt. Es fanden sich jedoch einige Fälle von Haltschwäche, die wegen ihres grob asozialen Verhaltens besonders auffielen, andere hingegen machten weniger soziale Schwierigkeiten. Beim Zusammentreffen von Hypomanie mit Haltschwäche sind ausschlaggebend für die soziale Eingliederung die gemütlichen Qualitäten und das Milieu.

Diese Kinder lassen sich kritiklos durch Gleichaltrige oder auch durch Jüngere beeinflussen. Alles, was ihnen aufgetragen wird, führen sie unbedenklich aus, besonders dann, wenn es in der Richtung ihrer charakterlichen Veranlagung liegt. Sie laufen mit Kameraden von Hause fort, begehen für diese Diebstähle oder lassen sich zu anderen Vergehen verleiten. Daneben sind deutlich vorhanden die heitere Grundstimmung, die erhöhte Ablenkbarkeit, die Leistungsschwäche, das Geltungsstreben, das rasche Ableitungsvermögen, die Wendung nach außen, die Neigung zu Affekthandlungen sowie die psychische und motorische Enthemmung. Wenig ausgeprägt sind die Selbstsicherheit und der eigene Antrieb. Immer sind diese Kinder bei den Beschäftigungen auf Anregungen von außen her angewiesen. Von sich aus unternehmen sie selten etwas. Es ist bezeichnend, daß Artur W. seine Delikte niemals allein, sondern stets mit einem Kameraden zusammen begangen hat. Deshalb ist es in solchen Fällen besonders wichtig, die Kinder in möglichst günstige Umweltverhältnisse und unter strenge Aufsicht zu bringen, um sie vor der Beeinflussung durch schlechte Elemente und vor weiterer oder frühzeitiger Verwahrlosung zu schützen.

Aber nicht nur Kinder mit Haltschwäche sind schwer erziehbar, sondern auch Haltstärke kann bei der Vereinigung mit Hypomanie zu starken Disziplinschwierigkeiten führen.

Fall 6.

Grete E., unehelich geboren am 23. September 1926. Klinkbeobachtung vom 5. Februar bis 30. April 1932.

Nach den Angaben der Akten und der Pflegemutter ist über die leiblichen Eltern nichts Näheres bekannt.

Grete ist angeblich normal begabt. Sie soll besonders gut beobachten. Sie wird als berechnend und findig geschildert. Nach dem Bericht des Kindertagesheims hat sie weder an Menschen noch an Sachen eine gefühlsmäßige Bindung. Sie fällt in der Gemeinschaft vor allem durch ihr streitsüchtiges Verhalten auf. Mehrmals hat sie sich Lügnereien zuschulden kommen lassen. In ihrer Stimmung ist sie von jeher heiter, neigt jedoch zu schweren Reizbarkeitsausbrüchen: „Mit Vorliebe wirft sie sich auf den Boden, macht sich steif und stößt mit Händen und Füßen um sich."

Die hypomanischen Kinder.

Während der Beobachtungszeit stand Gretes heiter umtriebiges Wesen im Vordergrund. Bei den Freispielen erging sie sich mit Vorliebe in Tobereien, sauste mit einem Puppenwagen durch die Räume und kletterte über Tische und Bänke. Im Nu waren einige Mädchen durch ihr lebhaftes Spiel angezogen, und Grete führte das gemeinsame Toben an. Bei den Beschäftigungen, denen sie meist großes Interesse entgegenbrachte, arbeitete sie sehr intensiv, jedoch mit wenig Ausdauer. Bei Spielen, die ihrem Bewegungsdrang entgegenkamen, hielt sie längere Zeit aus. Beim Bilderbuchbetrachten und auf Spaziergängen wurde ihre große Ablenkbarkeit deutlich. Grete machte größtenteils infolge ihrer Lebhaftigkeit viel Spielzeug entzwei. Besonders auffällig war die Zielsicherheit, mit der sie eine ihr zusagende Arbeit in Angriff nahm. Häufig hatte sie sich eine Beschäftigung vorgenommen und versuchte, ihre Ideen, von denen sie kaum abzubringen war, zu verwirklichen. Allen erzieherischen Maßnahmen setzte sie anfangs großen Widerstand entgegen. Es wurden auch mehrmals Trotzreaktionen beobachtet, die aber bei einer gleichmäßig energischen, gütigen erzieherischen Betreuung fast ganz verschwanden. Strafen und Ermahnungen beeindruckten sie nur kurzfristig. Im Verkehr mit den Kameradinnen war sie besonders mit den Kleinen liebevoll und betreute sie gern. Den Gleichaltrigen und etwas Älteren war sie stets die Führerin. Den Erzieherinnen gegenüber zeigte sie sich anhänglich und zutraulich.

Die Intelligenzprüfung nach B i n e t - S i m o n erfüllte sie bei einem Alter von $5^{5}/_{12}$ Jahren fast bis zum 7. Lebensjahr.

Die körperliche und neurologische Untersuchung ergab keinen krankhaften Befund.

E p i k r i s e : Es handelt sich bei Grete E. um ein körperlich übermittelgroßes, intellektuell gut begabtes, hypomanisch umtriebiges, haltstarkes Mädchen, das von jeher durch seine Heiterkeit und Reizbarkeitsausbrüche auffiel. G.s Schwererziehbarkeit beruht nach den Beobachtungen auf ihrem schwungvollen, eigenwilligen Verhalten, das des öfteren zu Trotzreaktionen führte. Dabei waren ihre gemütlichen Qualitäten gut. Durch ihre Umtriebigkeit litten ihre Leistungen etwas. Dieser Mangel wurde jedoch durch ihre außerordentliche Zielsicherheit und Intensität ausgeglichen.

Bei der Kombination von Hypomanie mit Haltstärke ist besonders auffällig die Zielsicherheit, mit der diese Kinder eine einmal angefangene sie interessierende Arbeit zu Ende zu führen versuchen. Allen Anregungen von außen sowie allen Erziehungsmaßnahmen setzen sie großen Widerstand entgegen, der, wie bei Grete E., sogar zu Trotzreaktionen führen kann. Sie sind kaum irgendwie zu beeinflussen. Das liegt aber nicht etwa an einer flachen gemütlichen Veranlagung, sondern ist auf die außerordentliche Selbstsicherheit und das eigenwillige Verhalten zurückzuführen. Die gemütlichen Qualitäten können wiederum unterschiedlich sein. Diese Kinder wirken durch die mangelnde Bestimmbarkeit reifer als ihrem Alter entspricht. Daneben finden sich alle Anzeichen des hypomanischen Temperaments. Das Stimmungsverhalten und der Antriebsreichtum sind unverändert. Jedoch sind die Kinder häufig erregbarer, die Ablenkbarkeit ist nicht so stark ausgeprägt, aber die Leistungsschwäche ist auch hier deutlich. Obwohl diese Kinder sich anfangs sehr intensiv auf die Beschäftigungen stürzen, bringen sie ihre Arbeiten doch meist zu keinem endgültigen Abschluß, da das Interesse bald erlahmt bezw. durch neue Pläne ersetzt wird. Die Selbstsicherheit ist in sehr hohem Maße ausgebildet. Hinzu kommen die reizbaren Wallungen, die hier ihren Grund in der Auflehnung gegen Beeinflussung von außen her haben.

Anders als diese reaktive Reizbarkeit ist die Reizbarkeit als Dauerzustand in dem folgenden Fall zu beurteilen.

Fall 7.

Johanna Sch., unehelich geboren am 25. Dezember 1916. Klinikbeobachtung vom 19. Juni 1932 bis 5. September 1932.

Der leibliche Vater ist nach den Angaben der Mutter und der Akten im Krieg gefallen. Er soll bis zum 13. Lebensjahre eingenäßt haben und immer etwas jähzornig gewesen sein. Die Mutter hat in der Schule angeblich mittelmäßig gelernt. Sie will „ein ganz ruhiger Charakter" sein.

Die frühkindliche Entwicklung J.s verlief regelrecht, jedoch litt sie bis zum 13. Lebensjahr an Enuresis nocturna. Sie war von der 6. Lebenswoche an bis April 1932 bei Vaters Eltern. Die Großmutter ist sehr nachgiebig und inkonsequent, dabei engherzig und jähzornig. Die Großeltern waren in der letzten Zeit der Erziehung J.s nicht mehr gewachsen. Deshalb gaben sie das Mädchen im April 1932 zur Mutter zurück. J. besuchte vom 6. Jahr bis Ostern 1931 die Volksschule und bis Ostern 1932 die Fortbildungsschule. Ihre Leistungen waren stets mäßig. Mit den Mitschülerinnen lag sie häufig in Zank und Streit. „Sie verträgt sich mit niemand." Der Großvater schildert Johanna als anhänglich, seelensgut, aber unverträglich, verführbar und erregbar. Sie will immer etwas Besseres sein und hat einen großen Dünkel. Ermahnungen hat sie stets rasch vergessen. Trotz Verbot ging sie immer wieder abends mit ihrem Freunde aus und kehrte erst zwischen 12 und 3 Uhr nachts zurück. Bis zum 12. Lebensjahr ist sie angeblich brav und leicht erziehbar gewesen. Im letzten Schuljahr wurde sie schnippischer und ungehorsamer gegen die Großmutter. Sie hat diese sogar einmal im Jähzorn geschlagen. An ihrem Spielzeug hing sie früher nicht. Sie wollte immer etwas Neues haben, hat sich aber gegebenenfalls dann auch nicht damit beschäftigt, sondern hat lieber draußen herumgetollt. In der Arbeit war sie stets fleißig und tüchtig. Ihre Stimmung war von jeher heiter. Im letzten Schuljahr fielen ihre raffinierten Schwindeleien auf. Bei Besorgungen stimmte die Rechnung nie. Auch fehlten der Großmutter öfter kleine Beträge von 50 Rpf. bis 1 RM. In ihrer Lehrstelle (Gärtnerei in G.) war man bisher mit ihr zufrieden.

Nach den Akten verließ sie am 14. Mai 1932 eigenmächtig ihren Arbeitsplatz, obwohl Urlaub verweigert worden war, um ihren Freund in einem anderen Ort aufzusuchen; sie blieb bis zum 21. Mai 1932 weg. Auch die Mutter hatte während dieser Zeit keine Nachricht von J.s Verbleib. Als der Großvater sie zu einem Zug nach G. bringen wollte, entlief sie ihm unterwegs. Am 1. Juni 1932 wurde J. aufgegriffen und in ein Mädchenheim gebracht. Am 4. Juni entwich sie von dort, wurde am 7. Juni in Schutzhaft genommen und in das Heim zurückgebracht. Am 19. Juni war sie der Wirtschafterin gegenüber sehr dreist und wurde deswegen auf ihr Zimmer geschickt. Inzwischen war bekannt geworden, daß sie sich in den Besitz ihres Schrankschlüssels und ihrer Sachen gesetzt hatte, um wieder davonzulaufen. Als ihr die Sachen abgenommen werden sollten, setzte sie sich heftig zur Wehr und warf mit einem Stuhl nach den Erzieherinnen. Dabei drohte sie: „Ich schlage alles in Klumpen, ich mache Euch zu Brei!" Nachdem sich die erste Erregung gelegt hatte, bat sie die Leiterin mit erhobenen Händen um Schäge. J. machte bereits in den Tagen vor dem Auftritt einen erregten Eindruck und war in ihrem Verhalten äußerst sprunghaft gewesen. Sie war streitsüchtig und zänkisch, klatschte und log dabei. Wenn sie zur Rede gestellt wurde, beklagte sie sich über Ungerechtigkeit und brach in Tränen aus. Über ihre Mutter sprach sie in gehässiger Weise und rühmte sich, sie geschlagen zu haben. Sie wurde noch am gleichen Tage unserer Beobachtungsabteilung zugeführt.

Johanna erklärte über ihr Fortlaufen von der Arbeitsstelle, sie sei zu ihren Großeltern gefahren, um mit ihrem Freund Rücksprache zu nehmen. Am nächsten Tage sei sie mit Bekannten der Großeltern spazieren gegangen und abends mit mehreren Freundinnen in einem Vergnügungslokal gewesen. Die beiden nächsten Tage habe sie ebenso verbracht. Am vierten Tage sei sie von dem Großvater nach L. geschickt worden, wo sie auf die Bitte einer Tante, ohne vorher ihre Mutter aufzusuchen, einen alten Bekannten H. in seiner Wohnung besucht habe, der ihr Geld zum Übernachten in einer Gastwirtschaft gegeben habe. Dort habe sie 8 Tage lang allein gewohnt. „Ich habe mich H. nicht hingegeben und auch keine Zärtlichkeiten mit ihm getauscht." Während der ersten 8 Tage habe sie einen Ausflug nach B. gemacht mit einem Mädchen, deren Freund und dessen Freund, der für sie bezahlt habe. In B. habe sie sich einem Angestellten vom Finanzamt angeschlossen. Sie sei mit einem Fleischer, einem Bekannten des Angestellten, auf dem Motorrad nach L. zurückgefahren. Jeden Abend sei sie mit dem Angestellten spazieren gegangen. Tagsüber habe sie sich in der Gastwirtschaft aufgehalten. Sie sei dann nach Z. gefahren, wo sie bei einem Freunde eines Bekannten auf dem Sofa übernachtet habe, der sie seinen Eltern als die Schwester seiner Braut vorstellte. Am nächsten Tage sei sie zu Bekannten der Großeltern gegangen, um sie um Aufnahme zu bitten. Sie ist dann von ihrem Großvater nach L. gebracht worden.

Johanna war auf der Abteilung sehr schnell heimisch und übernahm freudig und bereitwillig die ihr übertragenen Arbeiten. Sie zeigte jedoch dabei wenig Ausdauer und übergab ihr Amt von selbst einer anderen. Obgleich sie es auch späterhin verstand, Arbeiten von sich auf andere abzuwälzen, machte sie doch immer den Eindruck von Vielgeschäftigkeit und konnte, wenn sie Lust hatte, mit großem Schwung vielerlei hintereinander erledigen. Sie fiel von vornherein durch ihre heitere, gehobene Stimmungslage auf. Sie zeigte ein Übermaß von Geschäftigkeit und Abwechslungsbedürfnis und hatte dauernd neue Einfälle und schlagfertige Antworten bereit. Bei ihrem gehobenen Selbstgefühl dünkte sie sich den Hortnerinnen gleichgestellt, kommandierte die anderen, mußte überall dabei sein und hineinreden und kannte in ihrem Übermut oft keine Grenzen. Besonders bei Kasperlespielen zeigte sich ihre Veranlagung deutlich. Sie hatte witzige und originelle Einfälle, einen auffälligen Rededrang und geriet nie in Verlegenheit oder Unsicherheit. Durch geringste äußere Anlässe konnte ein schroffer Wechsel in ihrer Stimmung herbeigeführt werden. Sie wurde dann maßlos gereizt und brüllte ihre Kameradinnen an oder fuhr den Hortnerinnen über den Mund. Trotz guter Vorsätze gelang es ihr nie, ihre kurzschlüssige Erregbarkeit zu meistern. Dieser Stimmungswechsel konnte oftmals am

Tage beobachtet werden, sodaß Johanna unbeständig und völlig unberechenbar wirkte. Hatte sie z. B. eben einen Auftrag schimpfend und weinend abgelehnt, so übernahm sie ihn nach kurzem Zureden freudig, um dann befreit der Hortnerin um den Hals zu fallen und sich erleichtert an den Spielen zu beteiligen. Sie war auffällig egoistisch und verstand es, ihren Vorteil zu wahren. Wenn es z. B. galt, etwas zu verteilen, so nahm sie sich das größte Stück und äußerte: „Erst muß man an sich denken." Bei der Auswahl verschiedener Arbeiten wußte sie sofort die angenehmste herauszufinden. Zu den Kleinen war sie oft rücksichtslos, kommandierte sie scharf und strafte sie durch Schläge. Andererseits konnte sie in scheinbar liebevollem Tone zu ihnen sprechen, wenn sie von ihnen Nascherein haben wollte. Einmal entwendete sie aus dem Fach einer Kameradin eine Tüte mit Süßigkeiten. Wiederholt versuchte sie, ein schwachsinniges, gelähmtes Kind zu ärgern und weidete sich lachend an der Angst der Kleinen.

Ihr Verhalten der Mutter gegenüber war auffällig wechselnd. Hatte die Mutter ihr nicht das Gewünschte mitgebracht, so war J. taktlos, setzte sich zu Fremden und schimpfte dort auf die Mutter: „Die braucht gar nicht zu kommen." Beim letzten Besuche stand sie der Mutter anfangs wieder ablehnend und bockig gegenüber, veränderte ihr Verhalten aber sofort, als diese ihr ein Paar neue Strümpfe schenkte. Am Großvater schien sie mehr zu hängen und schluchzte bei dessen Abschied heftig. Sie verlangte oft, zu ihm zurückkehren zu dürfen.

Strafen und Ermahnungen wirkten nicht nachhaltig auf J., doch war ein augenblicklicher Eindruck unverkennbar. Auch alle Vorsätze und Versprechungen hatte sie bei der nächsten Gelegenheit vergessen. Sie verstand es, sich durch erhebliche Eitelkeit hervorzutun. Allgemeine Zurechtweisungen bezog sie oft auf sich und protestierte weinend: „Immer haben Sie es mit mir." Als sie in einer illustrierten Zeitung eine Filmschauspielerin sah, zeigten sich deutlich ihre, der Pubertät entsprechenden Wünsche, und sie äußerte begeistert: „Oh, so möchte ich aussehen!" Wegen einer geringen Fußverletzung durfte sie einen Tag lang auf dem Liegestuhl zubringen. Besonders während der Besuchszeit legte sie sich in Positur und setzte eine bemitleidenswerte Miene auf, um eine Stunde später beim Besuche der Knabenabteilung den Verband abzumachen, damit sie ihre guten Pumps anziehen konnte. Sie äußerte dann während der gemeinsamen Spiele keinerlei Schmerzen mehr. Besonders auffällig benahm sie sich in der Zahnklinik, lachte im Wartezimmer schallend und versuchte mit anderen Patienten anzubändeln. Während der Zahnbehandlung selbst verhielt sie sich demonstrativ wehleidig und erzählte bei der Heimkehr strahlend: „Ich habe so geweint, da hat mich der Professor selbst behandelt." Sie war sehr eitel und wollte wiederholt auf Spaziergänge verzichten, weil ihr Kleid nicht geplättet war. Im letzten Augenblick entschloß sie sich jedoch stets, mitzugehen. Unter den Jungen bewegte sie sich ohne jede Scheu und hielt den Knaben beim Abschied eine Rede. Den anderen Mädchen erzählte sie in geltungssüchtiger Weise von ihrem Freunde und versprach der Hortnerin einen großen Rosenstrauß, wenn er ihr schreiben würde. Von älteren Kameradinnen ließ sie sich Rezepte zur Schönheitspflege geben: „Was tut man nicht alles, um schön zu sein. Meine Augenbrauen habe ich mir schon abrasiert, da sehe ich viel feiner aus." Ohne Scham erzählte sie in lachendem Ton von ihrem Fortlaufen aus dem Mädchenheim. Einsichtslos bettelte sie immer wieder, zu einem Schützenfest fahren zu dürfen und lief trotz strengstem Verbot nach der Behandlung in der Zahnklinik zu ihrer Mutter, um das seidene Kleid zu holen, das sie dazu brauche. Ihre Lust am Sammeln war groß. Sie ordnete in ihrem Fach sehr genau Stoff- und Papierreste, Pralinenkästen usw. Sie äußerte wiederholt den Wunsch, Blumenbinderin oder Verkäuferin zu werden.

Ihre intellektuellen Fähigkeiten waren sehr unterschiedlich. Sie dachte unlogisch, haftete ganz am Konkreten, und war kaum imstande, sich schriftlich auszudrücken. Ihre schulischen Interessen waren gering. Ihre Findigkeit und Umstellbarkeit waren groß, ihre Aufmerksamkeit hypervigil. Die Intelligenzprüfung nach Binet-Simon erfüllte sie vollständig. Ihr allgemeines Schul- und Erfahrungswissen war etwas unter dem Durchschnitt.

Bei der körperlichen und neurologischen Untersuchung war kein krankhafter Befund festzustellen.

Epikrise: Nach den Angaben zur Vorgeschichte fiel Johanna Sch. seit ihrem 8. Lebensjahr durch ihr widersetzliches Verhalten, ihre Neigung zu Erregungszuständen, in letzter Zeit durch Fortläufereien und Herumtreibereien auf. Die Beobachtung hat ergeben, daß bei Johannas Charakter eine hypomanische Umtriebigkeit im Vordergrund steht. Sie befindet sich in einer fast dauernd gehobenen Grundstimmung, die eine Beschleunigung aller seelischen Abläufe, eine dauernde Umtriebigkeit, erhöhte Ablenkbarkeit, Hypervigilität der Aufmerksamkeit und ein gehobenes Selbstgefühl mit sich bringt. Ihr hypomanisches Wesen ist mit kurzschlüssiger Erregbarkeit gepaart. Durch ihren Mangel an Einsicht und Überlegung ist für sie die Beherrschung ihrer reizbaren Wallungen erschwert. Verstärkt wird ihre Erregbarkeit durch die der Pubertät eigene Labilität, Unberechenbarkeit und Neigung zu kurzschlüssigen Entgleisungen. Außerdem ist J. durch ihr starkes Geltungsbedürfnis, ihre Eitelkeit, ihre leichte Beeinflußbarkeit und mangelnde Kritikfähigkeit und ihre nur oberflächliche gemütliche Beeindruckbarkeit gefährdet. Egoismus und Rücksichtslosigkeit bringen sie in Konflikte mit der Gemeinschaft. Außerdem neigt sie zu Unredlichkeiten. Intellektuell ist sie mäßig begabt, manuell geschickt. Die Verbindung von Hypomanie, Reizbarkeit, Geltungssucht und flacher Beeindruckbarkeit bedingen, besonders in ihrer Pubertät, eine erhebliche soziale Gefährdung und Schwererziehbarkeit, der weder die Mutter noch die Großeltern gewachsen sein dürften.

Diese Art von Reizbarkeit kann nicht mehr gleichgesetzt werden der mit dem hypomanischen Temperament gegebenen Erregbarkeit. Der schroffe Stimmungswechsel oft ohne äußeren Anlaß, der mit der gesteigerten Erregbarkeit einhergeht, kann fast den Eindruck einer endogenen, d. h. einer zwar biologisch aber nicht charakterlich bedingten Verstimmung machen.

Wo diese Reizbarkeit mit der Hypomanie zusammentrifft, wirken die Kinder durch den jähen, häufigen Stimmungswechsel, der durch geringste äußere Reize aber auch ohne solche verursacht sein kann, unbeständig und unberechenbar. Durch die Umtriebigkeit sind reichlich Konfliktmöglichkeiten gegeben, sodaß jeden Augenblick heftige Erregungszustände ausbrechen können. Diese klingen genau so schnell wieder ab, wie sie aufgetreten sind, sodaß sie wie ein Blitz aus heiterm Himmel kommen. Die reizbaren Hypomanischen sind besonders für Affekthandlungen prädestiniert. In den Zeiten zwischen den Reizbarkeitsausbrüchen benehmen sie sich genau wie jedes andere hypomanische Kind, nämlich ihren sonstigen charakterlichen Anlagen gemäß. Nur die Affektivität ist hochgradig gesteigert. Das Verhalten in und nach dem Ausbruch der Erregung hängt wiederum von dem gesamten Charaktergefüge ab, vor allem aber von der gemütlichen Veranlagung.

Bei Johanna Sch. wird die Explosibiltät noch durch ihre Pubertät vermehrt, in der es bei allen Hypomanischen zu besonders schweren Ausschreitungen speziell auf sexuellem Gebiet kommen kann. Als besonders charakterisierender Zug tritt die sexuelle Interessiertheit bei einigen infantilen Hypomanischen hervor.

Fall 8.

Hanni G., ehelich geboren am 30. Januar 1920. Klinikbeobachtung vom 8. Oktober bis 27. Dezember 1932.

Nach den Angaben zur Vorgeschichte starb der Vater 1927, 51 Jahre alt, an „Gehirnerweichung". Er ist intelligent gewesen, leicht reizbar und verbittert. Die Mutter, 44 Jahre alt, ist seit dem 5. Lebensjahr nach Masern schwerhörig. Sie hat in der Schule gut gelernt und ist im Wesen sehr beherrscht. Von ihrem 11. bis 14. Lebensjahr befand sie sich angeblich wegen des Todes ihres Vaters in einem Erziehungsheim. Sie war von 1906 bis 1919 mit Robert L. verheiratet, der mit 5 Jahren Zuchthaus bestraft wurde. Aus dieser Ehe stammen zwei Söhne: Rudi L., 25 Jahre alt, ist ungelernter Arbeiter und steht der Mutter völlig nichtachtend ohne jede Unterordnung gegenüber. Robert L., 23 Jahre alt, ist ungelernter Arbeiter auf dem Lande. „Ich stehe den Kindern fremd gegenüber." Von 1919—1927 war die Mutter mit Hannis Vater — nach dessen Tod heiratete sie ein drittes Mal — verheiratet. Hanni ist das einzige Kind aus der zweiten Ehe. Die dritte Ehe ist kinderlos. Während der ersten Ehe hatte die Mutter 7, während der zweiten 3 und während der dritten 1 Fehlgeburt. Vaters Vater starb, 65 Jahre alt, an Gehirnerweichung. Vaters Bruder endete durch Suicid, ebenso Vaters Vaters Vater.

Hannis früheste Kindheit verlief normal. Von 1928—1929 befand sie sich im Erziehungsheim E. Sie war dort etwas herrschsüchtig, leicht erregbar, etwas oberflächlich, aber „ein liebes Kind" und bereitete durch ihr fröhliches Wesen immer Freude. 1930 befürwortete der Klassenlehrer Fürsorgeerziehung: „Hanni stiehlt, lügt, macht keine Schularbeiten, ist liederlich und Ermahnungen wirken nicht." 1932 klagte die Mutter, daß auch sie mit Hanni nicht mehr fertig werde. „H. will nicht arbeiten, sondern mit ihrer reichen Phantasie hochstapeln, sie will Sängerin werden. Sie schmust, ist kokett und liederlich. Sie kann aber auch weich sein und Tiere lieben. Im allgemeinen ist sie trotzig und mit ihrem Stiefbruder dauernd in Streitigkeiten verwickelt. Sie hat ein großes Selbstvertrauen, ist eitel und verschwenderisch. Wiederholt fiel sie durch geltungssüchtige Prahlereien auf: ‚Sie sei mit den Eltern in Böhmen gewesen usw.' Zur Arbeit hat sie keine Lust. Sie kehrt den Schmutz unter das Sofa, ist lebhaft, wild und immer heiter." In den letzten Jahren häuften sich ihre Diebereien zusehends. Sie stahl dauernd Geld aus der Ladenkasse und borgte Geldbeträge. Einmal quittierte sie über 32 RM Miete und verpraßte davon an einem Tage mit ihren Freundinnen in Konditoreien und anderen Lokalen 21 RM. Sie brach

Die hypomanischen Kinder. 229

zu Hause in den Schreibtisch ein, untersuchte die Taschen fremder Leute und zerstörte, was ihr in die Hände fiel. Die Mutter sagt, es sei unmöglich, die vielen, fast täglich vorkommenden Unarten aufzuzählen. Der Klassenlehrer meint, daß die häusliche Aufsicht ungenügend sei.

Während der Beobachtungszeit war es zunächst nicht leicht, hinter H.s wahres Wesen zu kommen. Sie war sofort darauf bedacht, die Aufmerksamkeit der anderen auf sich zu lenken. Sie sprach in läppisch-kindischer Weise und imitierte zweijährige Kinder. Dabei schwatzte sie unentwegt. Als sie auf einem Spaziergang wegen ihrer auffallenden Frisur von vielen Leuten angesehen wurde, blieb sie völlig unbefangen. Beim Puppenspiel war sie albern. Sie legte es immer darauf ab, daß die anderen Kinder über ihre Dummheiten lachen sollten. Einmal erzählte sie: „Mein Vater hatte 21 Pulsschläge und 5 Grad Fieber, da ist er gestorben, weil das Blut so dick geworden ist." Sie war immer in heiterer Stimmung. Bei Gesellschaftsspielen erzählte sie gern von ihren vielen Freunden, und wie sie von ihnen geküßt worden ist.

Nach 14 Tagen gab sie sich nicht mehr so kindlich. Sie hatte gemerkt, daß sie damit bei den Kameradinnen wenig Anklang fand, und war jetzt bemüht, sich in die Gemeinschaft einzuordnen. Sie spielte nach kurzer Vorbereitung sehr geschickt Kasperletheater und wußte die anderen zu fesseln, zeigte Respekt vor den Erwachsenen und war bei den Kameradinnen nach kurzer Zeit beliebt. Auf Spaziergängen war nur geringes Interesse vorhanden, im Museum machten ihr fratzenhafte Masken besonderen Spaß. Ihr Hausamt erledigte sie selten einmal von sich aus. Immer wieder mußte sie daran erinnert werden. Es störte sie nicht weiter, wenn sie die Arbeit wegen der liederlichen Ausführung noch einmal machen mußte. Stets hatte sie Entschuldigungen bei der Hand. Mitten in der Arbeit konnte sie fortlaufen, um zu schwatzen. Ihre Antworten wurden leicht taktlos. Sie war nicht fähig, bei den Kleinen Schlafwache zu halten, da sie selbst mit ihnen herumalberte und sich nur schwer durchsetzen konnte. In ihrer ganzen Art lag etwas Spielerisches; es fehlte ihr jeder Ernst. Sie gab häufig schnippische Antworten. Bei Zurechtweisungen lächelte sie oft so, als ob sie das nichts anginge. Ihre Sachen verwahrte sie ängstlich und gab ungern etwas ab.

Allmählich traten aber auch günstige Charakterzüge bei ihr zutage. Sie konnte sich in Puppenspiele vertiefen und war im Kino sehr interessiert. Bei der Erwähnung ihrer Diebstähle war sie sichtlich betroffen. Als sie einmal bei einer kleinen Mogelei ertappt wurde, war sie verlegen und schämte sich. Im Schlafsaal neckte sie häufig die anderen und zeigte dann ein schuldbewußtes Gesicht. In der Gemeinschaft war sie ersichtlich gern und trug nie etwas nach. Zu den Kleinen konnte sie sehr nett sein. Konstant blieb ihre Selbstsicherheit. Sie traute sich alles zu und führte immer das große Wort. Sie neigte stark zu Prahlereien: „Zu Hause bezahlen wir 190 RM Miete, das Dienstmädchen bekommt 70 RM Lohn." In altkluger und sensationeller Weise erzählte sie von Konkurs, Bürgschaft usw. Sie übertrieb gern. Mit ihrem Bruder will sie auf dem Dach Versteck gespielt haben. „Ich habe sogar mit einem Löffel den Dreck aus der Dachrinne geschaufelt." Immer wieder versuchte sie, sich durch kleine Besonderheiten aus der Gemeinschaft herauszuheben. Sie setzte sich irgend etwas auf den Kopf, verbeugte sich eckig und war stets zu Albereien aufgelegt. Als sie einige geschichtliche Fragen als Einzige beantworten konnte, wirkte sie überheblich. Bei den Gesellschaftsspielen drängte sie sich hervor. Sie überschätzte ihr Leistungsvermögen. Verschmierte Blätter zerknüllte sie einfach und warf sie im Bogen hinter sich auf den Schrank. Sie gebrauchte gern überschwängliche Ausdrücke: „Das ist ja herzzerfetzend, das ist ja wunderherrlich." Bei der Nikolausfeier führte sie das große Wort, war sicher und nie um eine Antwort verlegen. Dabei war sie ausgesprochen findig und schlagfertig, aber leicht abgelenkt. Bei den Spielen brachte sie oft eigene Ideen, hatte bei einem Theaterstück gute Einfälle und war ziemlich geschickt in der Darstellung. Ihre sexuelle Interessiertheit hatte mehr einen harmlosen, kindlichen Anstrich. Während des Ausziehens stand sie öfter nackend vor dem Tisch und betrachtete ihren Körper.

Die Mutter erzählte an einem Besuchstage, daß sie für Hanni ein Horoskop habe stellen lassen. Hanni werde bedeutend werden oder einen bedeutenden Mann heiraten. Berühmte Menschen seien in der Jugend häufig schlecht. Sie schien volles Vertrauen in die Äußerung des Astrologen zu setzen. Auch die Mutter trug ziemlich auf. Ein neues Kleid für H. spiele gar keine Rolle, es sei ja so billig usw.

E p i k r i s e : Es handelt sich bei Hanni G. um ein körperlich normal entwickeltes, intellektuell ungefähr seinem Alter entsprechend begabtes, etwas exzentrisches, infantiles, hypomanisch umtriebiges Mädchen, das zuerst mit $8^{1}/_{2}$ Jahren in einem Kinderheim wegen seiner oberflächlichen, leicht erregbaren, herrschsüchtigen und heiteren Wesensart auffiel.

Die Schwererziehbarkeit und die Entgleisungen Hannis sind weniger auf ihren nicht einmal sehr erheblichen Mangel an gemütlichen Anlagen, als vielmehr auf ihr hypomanisches Wesen, auf die damit verbundene Umtriebigkeit und rasche Ableitungsfähigkeit zurückzuführen. Erschwerend kommen hinzu ihr Geltungsbedürfnis, ihre im ganzen etwas exzentrisch wirkende Art, weiterhin infantile Züge, wie ihr Hang zum Spielerischen und ihr Mangel an Ernst. Nicht zuletzt müssen die wohl nicht immer günstigen Einwirkungen des häuslichen Milieus berücksichtigt werden.

Diese Kombinationsform ähnelt dem Bilde der „reinen" Hypomanie. In läppisch-kindischer Art versuchen diese Kinder, sich durch albernes Gebaren beliebt zu machen und den anderen zu imponieren. Ihnen fehlt jeder Ernst. Für Beschäftigungen, die ihrem Alter entsprechen würden, zeigen sie keinerlei Interesse, sondern ziehen kindliche Spiele vor. Auch dabei sind sie ausgesprochen albern.

Die infantilen Züge treten durch das Zusammentreffen mit der Hypomanie deutlicher hervor. Die erhöhte sexuelle Interessiertheit bleibt in den meisten Fällen harmloser Natur und trägt, auch wenn sie ausgesprochen ist, meist den Stempel kindlicher Neugier.

Ebenfalls wenig abgewandelt ist die Erscheinungsweise der Hypomanie bei ihrem Auftreten zusammen mit Ängstlichkeit.

F a l l 9.

Gertrud H., unehelich geboren am 29. Dezember 1922. Klinikbeobachtung vom 20. März bis 3. April 1930.

Nach den Angaben der 61jährigen Pflegemutter ist über den Vater nichts bekannt. Die Mutter, 35 Jahre alt, soll liederlich und verlogen, unzuverlässig und unstet sein und sich häufig herumgetrieben haben. Sie wechselt dauernd ihre Stellung. Sie hat 3 außereheliche Kinder, um die sie sich nicht kümmert.

Die hypomanischen Kinder.

Nach der Vorgeschichte bereitet G. infolge ihrer wilden Zügellosigkeit und ihrer Oberflächlichkeit erzieherische Schwierigkeiten. Daneben fällt sie durch ihre Ängstlichkeit und ihre leichte Erregbarkeit auf. Nach den Beobachtungen ihres Klassenlehrers stört sie in der Schule vor allem durch ihre zappelige Unruhe und ihre Unkonzentriertheit. Häufig lacht sie laut und läuft unerlaubt in der Klasse herum.

Bei ihrer Aufnahme betrat G. strahlend die Abteilung und hatte die Pflegemutter noch während deren Anwesenheit vollkommen vergessen. Sie verabschiedete sich kaum von ihr und erklärte sofort: „Hier bleibe ich 100 Wochen." Auf alles Neue stürzte sie sich begeistert, doch machte das Tempo ihres psychischen Ablaufes ein Verweilen und Verarbeiten der Eindrücke unmöglich. Allen fremden Menschen trat sie ohne Scheu gegenüber und tat, als sei sie schon wochenlang auf der Abteilung. Von Anfang an fiel sie durch ihre gehobene Stimmungslage und ihre zappelige Unruhe auf. Ihr Mund stand nie still. Sie war sehr mitteilungsbedürftig, verlangte aber niemals, daß auf das Erzählte eingegangen wurde. Immer lächelnd lief sie auf der Abteilung umher, kannte keinerlei Rücksichtnahme und verwickelte sich dadurch häufig in Streitereien. In alles mischte sie sich wißbegierig ein, machte keinerlei Unterschied zwischen Kindern und Erwachsenen und schmierte sich dreist an die Besucher der Kameradinnen an. Mehrmals versuchte sie, von ihnen etwas zu erbetteln. Es war unmöglich, sie auch nur für kurze Zeit auf ein Spiel oder eine Beschäftigung zu konzentrieren. Sie hatte meist gute Pläne, brachte es aber selten zu einer endgültigen Leistung. Jede neue Beschäftigung nahm sie begeistert in Angriff und zeigte ihren eigenen Arbeiten gegenüber keinerlei kritische Einstellung. Ihr Selbstvertrauen war unerschütterlich. Sie konnte alles; wie sie es machte, war es richtig. Von Anfang an versuchte sie die Kameradinnen zu beherrschen und unter ihnen tonangebend zu sein. Rücksichtslos beschäftigte sie die Kleineren, übersah deren Wünsche vollkommen, nur immer darauf bedacht, ihre eigenen Ideen in den Vordergrund zu stellen. Sie war zu keinerlei Rücksichtnahme auf die Gemeinschaft, zu keiner Ein- und Unterordnung fähig, plapperte z. B. trotz mehrfachem Verbot bei gemeinsamen Liedern immer wieder dazwischen, störte den Kameradinnen jedes Spiel und war so bei allen Kindern wenig beliebt. Von Tag zu Tag wurde sie aktiver, versuchte aber stets, andere für ihre Dummheiten verantwortlich zu machen. Bei Strafen fing sie meistens ein furchtbares Gebrüll an, doch war eine nachhaltige Wirkung nicht zu beobachten. Häufig gebrauchte sie schlechte Redensarten, hatte jedoch für das Ungebührliche ihres Tuns kein Verständnis.

Zeitweilig fiel sie durch eine weinerliche Gereiztheit auf, nichts paßte ihr dann. Kaum hatte sie einen Ball, so wollte sie ein Buch haben, warf es aber ungelesen fort, um gleich wieder etwas anderes zu verlangen. Daneben kam ihre Ängstlichkeit deutlich zum Vorschein. Sie fühlte sich dauernd bedroht und kam hilfesuchend zu den Hortnerinnen gelaufen. Nachts schlief sie meist unruhig, warf sich im Bett hin und her, sprach und stöhnte im Schlaf.

Die Intelligenzprüfung nach Binet-Simon erfüllte sie ihrem Alter entsprechend.

Bei der körperlichen Untersuchung war sie mittelgroß und in entsprechendem Ernährungszustand. An den inneren Organen und am Nervensystem war kein krankhafter Befund zu erheben.

Epikrise: Es handelt sich bei Gertrud H. um ein körperlich normal entwickeltes, intellektuell seinem Alter entsprechend begabtes, hypomanisch umtriebiges, ängstliches Mädchen mit gemütsarmen Zügen, das an Pavor nocturnus leidet. — Seit ihrem 4. Lebensjahr bereitet sie infolge ihrer wilden Ausgelassenheit und Oberflächlichkeit erzieherische Schwierigkeiten. Sie ist von Mutters Seite her erblich belastet. Die Ursache für die schulische und häusliche Schwererziehbarkeit ist ihr hypomanisches Temperament.

Auffallend ist bei diesen Fällen mit Ängstlichkeit, daß die Ängstlichkeit, die im allgemeinen mit Selbstunsicherheit einhergeht, hier neben einer gewissen Selbstsicherheit besteht. Diese ist in der hypomanischen Wesensart begründet, die das Gefühl körperlicher oder geistiger Mängel und somit eine der wesentlichsten Grundlagen der Selbstunsicherheit (Schröder) nicht aufkommen läßt. Während sich in einem anderen Falle die Ängstlichkeit aus einer Asthenie ableiten ließ, muß sie bei Gertrud E. unableitbar, als gegebene Eigenschaft hingenommen werden. Neben der Neigung zu ängstlichen Reaktionen, z. B. bei asthenischen Hypomanischen kommt sie auch als Dauerbereitschaft, als Ängstlichkeit vor.

Die ängstlichen Hypomanischen zeichnen sich, wie oben bereits erwähnt, durch die Selbstunsicherheit neben dem Selbstbewußtsein aus. Die heitere Grundstimmung mit ihrer gesteigerten Selbstgeltung kann jederzeit plötzlich in Ängstlichkeit umschlagen.

Diese Kinder halten sich bei gemeinsamen Bewegungsspielen, bei denen es etwas lebhaft zugeht, in einem gehörigen Abstand, zappeln unruhig am ganzen Körper, da sie anscheinend gern an dem Toben teilnehmen möchten, bringen aber nicht den Mut auf, sich an dem Gedränge zu beteiligen. Die Umtriebigkeit kann sich dadurch in eine extreme zappelnde Unruhe steigern, die häufig einer Erethie nicht unähnlich ist. Daneben kommen jedoch deutlich die hypomanischen Wesenszüge zum Vorschein. Der Antriebsreichtum kommt infolge der Ängstlichkeit nicht voll zur Geltung. Dem Streben nach Vormachtstellung fehlt die Durchschlagskraft. Dabei ist die Selbstsicherheit aber doch unverkennbar, obwohl das Kind ein Gefühl für seine Unzulänglichkeit hat.

Wie die Fälle zeigen, kann das hypomanische Temperament in die verschiedensten Charakterstrukturen eingebaut sein. In manchen Kombinationen wird die Hypomanie durch das charakterliche Gesamt unterstrichen, in anderen zurückgedrängt, in wieder anderen bestehen die Eigenschaftskomplexe nebeneinander, ohne sich gegenseitig wesentlich zu beeinflussen. Häufiger werden Charaktereigenschaften durch das Zusammentreffen mit der Hypomanie deutlicher herausgestrichen.

Sind Hypomanie und Gemütsarmut miteinander vereinigt, so resultiert eine starke Neigung zu asozialem Verhalten, die um so stärker in Erscheinung tritt, je ausgeprägter der Gemütsmangel ist. Asoziale Handlungen, wie Eigentumsvergehen, Sittlichkeitsver-

Die hypomanischen Kinder.

brechen, Unterschlagungen usw., sind die Folge. Aus der Kombination von Geltungssucht mit Hypomanie können einerseits asoziales Handeln, andererseits hysterieähnliche Verhaltensweisen entspringen. Das hängt im wesentlichen von den gemütlichen Qualitäten des einzelnen ab. Sind hypomanische Haltlose mit guter gemütlicher Veranlagung an Delikten beteiligt, so sind sie nur Mitläufer. Bei hypomanischen Reizbaren überwiegen die Affektvergehen. Infantilismus, Haltstärke und Ängstlichkeit können mit dem hypomanischen Temperament einhergehen, ohne es grundlegend zu ändern. Mit der Feststellung eines hypomanischen Temperaments ist erst verhältnismäßig wenig ausgesagt, ist nur e i n e seelische Seite unter vielen anderen charakterisiert.

Hypomanische Kinder, soweit es sich nicht gerade um Gemütsarme handelt, können durchaus im Rahmen des Sozialen bleiben. Sie weichen jedoch vom normalen Kind ab infolge ihrer zu hohen Stimmungslage, ihres übermäßigen Antriebsreichtums, ihrer psychischen und motorischen Enthemmung, ihres raschen Ableitungsvermögens für gefühlsmäßige Eindrücke und ihrer Neigung zu Affekthandlungen. Sie werden immer Führung und Lenkung notwendig haben, denn bei der mangelnden Ausdauer und der erhöhten Ablenkbarkeit besteht die Gefahr, daß sie sich noch vor Erreichen des Zieles auf eine andere Arbeit stürzen, oder daß sie auf ein Nebengleis geraten. Ihr späteres Schicksal ist abhängig von ihrer gesamten charakterlichen Struktur und nicht zuletzt von den Umweltverhältnissen, denen sie ausgesetzt sind, denn bei ihrer Wendung nach außen spielt gerade das Milieu eine nicht zu unterschätzende Rolle. Gröbere Auffälligkeiten — mit Ausnahme der Gemütsarmut — können meist durch geeignete Erziehungsmaßnahmen günstig beeinflußt werden.

Lebenslauf

Am 19. Juli 1910 wurde ich, Karl Heinz Schultz, als dritter Sohn des Chemikers Dr. phil. Erwin Schultz und seiner Ehefrau Johannette geb. Genuit in Bitterfeld geboren. 1916 starb mein Vater an den Folgen eines Unfalls. Ich besuchte die Mackensenschule in Bitterfeld und bestand am 15. März 1930 die Reifeprüfung. Zunächst studierte ich in Erlangen drei Semester Chemie, wandte mich jedoch dann der Medizin zu. Seit dem Sommerhalbjahr 1932 bin ich in Leipzig. Von dem Chemiestudium wurden mir zwei Semester als medizinische angerechnet. Im Februar 1933 bestand ich hier die ärztliche Vorprüfung. Ich habe mich jetzt nach elfsemestriger Studienzeit zum medizinischen Staatsexamen gemeldet.

Meine vorklinischen und klinischen Lehrer waren die Herren Professoren und Privatdozenten: Achelis, Bürger-Prinz, Catel, Dresel, Fahrenholz, Fleischmann, Flügel, Gildemeister, Gros, Gudden, Haßelwander, Häßler, Heim, Held, Hennig, Hertel, Hochrein, Hoffheinz, Hueck, Jäger, Keller, Kleinknecht, König, Küstner, Kuntzen, Lange, Langenbeck, Meier, Morawitz, Payr, Pratje, Pummerer, Raestrup, Rauh, Reichel, Ruhland, Schede, Scheibe, Schoen, Scholder, Schröder, Sellheim, Siedentopf, Sonntag, Spiethoff, Spuler, Strack, Sulze, Thomas, Timm, Voss.

Ich möchte nicht versäumen, Herrn Privatdozent Dr. Bürger-Prinz, Oberarzt an der Universitäts-Nervenklinik zu Leipzig, an dieser Stelle herzlich für die Anregung zu dieser Arbeit und die Förderung derselben zu danken. Ebenso danke ich Herrn Prof. Dr. Schröder für die freundliche Überlassung des Materials.

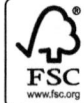

MIX
Papier aus verantwortungsvollen Quellen
Paper from responsible sources
FSC® C105338

If you have any concerns about our products,
you can contact us on
ProductSafety@springernature.com

In case Publisher is established outside the EU,
the EU authorized representative is:
**Springer Nature Customer Service Center GmbH
Europaplatz 3, 69115 Heidelberg, Germany**

Printed by Libri Plureos GmbH
in Hamburg, Germany